自律神經失調
有救了

為何很多醫師都治不好？

25 年臨床經驗！權威名醫給你有效的治療對策！

郭育祥 / 著

健康Smile 117

自律神經失調有救了

為何很多醫師都治不好？25年臨床經驗！權威名醫給你有效的治療對策

作　　者　郭育祥
書封設計　林淑慧
特約美編　李緹瀅
編　　輯　張維君
主　　編　高煜婷
總 編 輯　林許文二

出　　版　柿子文化事業有限公司
地　　址　11677臺北市羅斯福路五段158號2樓
業務專線　（02）89314903#15
讀者專線　（02）89314903#9
傳　　真　（02）29319207
郵撥帳號　19822651柿子文化事業有限公司
投稿信箱　editor@persimmonbooks.com.tw
服務信箱　service@persimmonbooks.com.tw

業務行政　鄭淑娟、陳顯中

初版一刷　2025年07月
定　　價　新臺幣450元
I S B N　978-626-7613-57-3

如欲投稿或提案出版合作，請來信至：editor@persimmonbooks.com.tw
FB粉專請搜尋：60秒看新世界

特別聲明：本書的內容資訊為作者所撰述，不代表本公司／出版社的立場與意見，讀者應自行審慎判斷。

國家圖書館出版品預行編目（CIP）資料

自律神經失調有救了：為何很多醫師都治不好？25年臨床經驗！權威名醫給你有效的治療對策／郭育祥著. -- 一版. -- 臺北市：柿子文化事業有限公司，2025.07
面；　公分. --（健康Smile；117）

ISBN 978-626-7613-57-3（平裝）

1.CST：自主神經系統疾病 2.CST：健康法

415.943　　114006617

你不是脆弱，也不是情緒化。
你只是一直沒機會用對的方式認識自己的身體。

近二十五年來，
我在診間裡聽過無數次「我是不是想太多？」這樣的話，
更常看到那些「不被當回事」的不適，
持續消耗一個人的生活。

這本書，不是寫給懂醫學的人，
而是寫給正在疑惑「我到底怎麼了」的你。
讓我們一起把身體的訊號翻譯出來⋯⋯

給讀者的話

作者著書目的在於協助大眾認識自律神經失調對健康的有害影響，並提供營養、運動、心理諮商、生活調整等相關資訊，做為讀者日常保健的參考和醫療之外的輔助，但每一個個體的體質與狀況不同，實際做法應與你的醫師討論，成效亦無法一概而論。

如果你因為由本書獲得的資訊，而對自己或親友的醫療狀況產生疑問，請直接洽詢專業醫師。無論在任何情況下，本書都不應用來取代專業醫師的診斷和建議。

目次

前言　走向健康的轉折點　18
開場　我的自律神經運作健康嗎？　20

第一章　自律神經失調的最大痛苦——「去醫院也檢查不出問題，為什麼？」　27

明明不舒服，醫師卻說你沒病或找不出真正病因！　28
檢查不出病的原因：自律神經失調不是具體的器官病變　33
是身體的「引擎」還是「行車電腦」出問題？　35
看得見的問題與看不見的問題　37
自律神經失調並不單純只是壓力反應　39
如何辨別自律神經失調？　40
自律神經失調如何發生？　41
關鍵：讓自律神經能重新協調所有器官的工作　42

第二章　70%臺灣人都曾受自律神經失調之苦——認識自律神經和生病的真相　45

自律神經系統如何影響身體的運作？ 46
交感神經與副交感神經，身體白天與夜晚的輪班司機 47
自律神經的精妙平衡 49
自律神經如何支配你的「生活細節」？ 51
交感與副交感神經的微妙合作 52
如何讓自律神經系統保持平衡？ 55
郭醫師來解決：你真的需要知道導致自律神經失調的原因？ 57
自律神經失調「不」總是有原因 58
與其執著於「為什麼」，不如專注於「怎麼辦」 61
自律神經失調並不是單一因素造成的結果，而是多重生活情境下的長期累積所造成 63
自律神經失調的發展十分折磨人 63
自律神經失調的「潛伏期」 66

第三章 自律神經失調想得到與想不到的症狀

——傳統療法難以根治病痛的原因 69
自律神經失調症狀變幻無常，難怪很多醫生找不到原因 70

□症狀❶心臟與呼吸系統的紊亂　71
□症狀❷頭部與肩頸肌肉的緊繃與疼痛　72
□症狀❸消化系統的紊亂　72
□症狀❹睡眠障礙與全身疲勞　73
多重症狀交織帶來診斷上的困擾　80
自律神經失調可能是常見疾病的背後原因　82
□疾病❶眩暈、耳鳴和聽力減退——梅尼爾氏症　83
□疾病❷不聽話的腸胃——腸躁症　84
□疾病❸老是跑廁所——膀胱過動症　85
□疾病❹火燒心——胃食道逆流　86
□疾病❺「永遠充不飽電」——慢性疲勞症候群　87
□疾病❻最常見的自律神經失調症狀之一——睡眠障礙　88
□疾病❼讓人感到快要死掉——過度換氣症候群　89
□疾病❽自律神經與血壓升高　91
正視器質性病變與自律神經失調的平衡　92
自律神經失調的不適因人而異且反覆無常　94
每個人的自律神經失調症狀和表現都不盡相同　94
一個系統失調，卻影響全身　95

第四章　治療自律神經失調你應該知道的事——尋求專業醫療的注意事項　97

注意事項❶什麼時候應該尋求專業醫療協助？ 98

注意事項❷如何確認你的症狀？自律神經失調的自我檢測與專業診斷 99

從日常生活的線索發現異常　99

實用的自我檢測技巧　100

專業診斷的精細檢查　101

注意事項❸如何找到真正懂你的自律神經專家？ 103

ⓐ醫生是否真正了解你的問題所在　103

ⓑ醫生是否知道你真正的期待　104

ⓒ醫生是否能找到問題的核心　105

ⓓ醫生是否能為你解釋病因　106

ⓔ醫生是否有明確的治療計畫　107

注意事項❹如何配合醫師專業的引導？ 108

信任醫師，別給自己太多壓力　109

避免「痊癒幻覺」——別一好轉就鬆懈　110

治療，是你與醫師的共同合作　111

注意事項 5 要治療多久才會康復？ 112
醫生需要觀察反應、進行治療的調整 112
治療中的波動起伏，是因為身體還在適應新的平衡 113
為什麼治療需要時間？ 115
理解每個治療階段的進展，欣賞每一個小進步 116
一個真實的想法：為什麼我選擇留在嘉義？ 118
注意事項 6 讓症狀消失不算是真正的康復…… 119
治療的終極目標，是建立長期的自律神經穩定性 119
預防病情在未來復發 120
真正的康復，是身體具備長期應對變化的能力 121
注意事項 7 自律神經失調專業治療計畫包括哪些項目？ 123
自律神經失調的核心是生理治療 123
□治療項目 a 藥物治療 124
□治療項目 b 物理治療與儀器調節 125
□治療項目 c 營養補充與身體調理 127
□治療項目 d 生活習慣的調整 128
持續治療與跟進 128
注意事項 8 自律神經失調一定需要藥物治療嗎？ 129

藥物如何幫助神經系統恢復平衡？ 129
臨床藥物的驗證與安全性 132
注意事項❾透過營養補充支持自律神經的康復 135
□營養補充ⓐ維生素類——神經運作的基礎 136
□營養補充ⓑ礦物質類——穩定神經的天然鎮靜劑 137
□營養補充ⓒ脂質類——神經細胞的修復劑 138
□營養補充ⓓ其他天然的神經調節劑 139
不能吃的補品——補氣類補品的誤區 140
營養素只是輔助，正規治療才是關鍵 141
注意事項❿心理治療對自律神經失調有幫助嗎？ 142
從醫學角度看情緒與身體的互動 143
治療自律神經失調，不可以單獨依賴心理治療 144
注意事項⓫如何動態調整與跟進治療方案？ 147
症狀相同，治療還是可能不同 147
與醫師保持積極溝通 149
保持耐心，治療的整合與動態管理 150

第五章　讓自律神經更健康的10種生活習慣

——在日常生活中輕鬆有效管理自律神經 153

只要一點點調整，就能幫助到自律神經 154

健康好習慣❶不吃早餐，反而能保持自然的生理節奏 156

為什麼不吃早餐有助於自律神經的健康？ 157

澄清誤解 不吃早餐並「不會」導致能量不足 157

健康好習慣❷睡前吃晚餐，讓身體在睡眠時更好地修復 159

睡覺時腸胃應該也在休息？ 159

為什麼睡前吃晚餐有助於自律神經健康？ 160

澄清誤解 腸胃在睡覺時不休息 161

健康好習慣❸少青菜多米飯，避免加重腸胃的失調 163

多吃青菜真的能促進消化？ 163

為什麼自律神經失調時少吃青菜、多吃米飯反而好 164

澄清誤解 纖維並非總是有益 164

健康好習慣❹少吃水果，以免過度刺激腸胃和交感神經 166

水果愈多愈健康？ 166

為什麼自律神經失調時應少吃水果？ 167

澄清誤解 適量攝取水果比大量更健康 168

健康好習慣❺喝足夠的水分，促進自律神經的調節 170
渴了再喝水，就夠了嗎？ 170
喝足水分對自律神經的幫助 171
喝水時的自然閉氣止息，能加速副交感神經的啟動 172
喝溫熱水 172
健康好習慣❻鹽要吃夠，神經系統才能正常運作 174
吃得愈清淡愈健康？ 174
為什麼適量的鹽對自律神經至關重要？ 175
過度清淡會導致虛弱無力 176
健康好習慣❼嚼無糖口香糖，透過咀嚼動作刺激神經系統 177
咀嚼能幫助自律神經調節 177
刺激唾液分泌，緩解口乾 178
健康好習慣❽在家就開空調或除溼機，減少身體的壓力 180
自律神經失調者的敏感性與環境調節 180
使用空調或除溼機來改善自律神經健康 181
利用現代設備維持健康環境 182
健康好習慣❾調整手機螢幕亮度，以免強光刺激自律神經 183
自律神經與瞳孔調節 183

調整螢幕亮度的好處 184
如何調整螢幕亮度？ 185
健康好習慣⑩ 練習腹式呼吸，幫助副交感神經活躍 187
呼吸如何雙向調節自律神經？ 187
為什麼腹式呼吸適合自律神經失調者？ 188
如何進行腹式呼吸？ 189
生活調整輔助康復，不可忽略專業治療 191

第六章 自律神經失調時應避免的3種行為
——這些看似有益的行為，反而可能讓情況更糟

193
過度強調某種行為，會造成自律神經更混亂 194
要避免的行為❶ 不要強迫自己運動 195
自律神經與運動的聯繫 195
為什麼強迫運動會讓情況惡化？ 196
運動與恢復的平衡 197
要避免的行為❷ 「不要」逼自己放鬆 198
自律神經與放鬆的關聯 198

為什麼逼自己放鬆反而無法放鬆？ 199
放鬆是自然的過程，而非強迫的結果 200
要避免的行為❸不要堅持固有作息 201
自律神經與作息的聯繫 201
為什麼堅持固有作息會讓問題更嚴重？ 202

第七章 真實案例分享
——見證奇蹟的時刻

205
見證醫學的力量，也見證患者的堅韌 206
真實重生案例❶喘不過氣到對社交恐懼 208
真實重生案例❷重新學睡覺 212
真實重生案例❸胃食道逆流，讓每一口飯都變成煎熬 216
真實重生案例❹產後異常的全身性疼痛，讓我成為0分媽媽 220
真實重生案例❺退休卻無法享受生活 224
真實重生案例❻長期頭痛、耳鳴和頭暈，難受到不想和外界接觸 227
真實重生案例❼幾乎要毀掉大好青春的腹瀉和頻尿 230
真實重生案例❽口腔乾燥、喉嚨刺痛，進食常要依賴稀飯和湯水 233

真實重生案例❾讓人無法正常生活——嚴重經前症候群 237
真實重生案例❿長期疲勞與專注力消失，人生失去樂趣 240

從絕望中找到希望，康復之路就在前方 244

後記 **你的健康，我的使命** 247

前言

走向健康的轉折點

郭育祥

患者在面對不明原因的病痛時，一定會感到無比無助與痛苦。他們當中，有許多人奔波於各大醫院與診所之間，尋求醫生幫助，卻無法得到確切診斷。

反覆檢查和無法解釋的症狀，使他們懷疑自己能否康復、治療是否有望。這種痛苦不僅影響到日常生活，更讓他們喪失了對健康的希望。

傳統醫療模式的侷限性，往往是這些情況的根源所在。傳統醫學依賴於可見的病理與數據，但有些症狀——特別是消化或睡眠問題——並不總能在檢查中顯現。許多醫生因此無法提供明確的診斷，導致病人陷入健康困境。

我將在本書中深入揭示這些問題的真正原因，並解釋為何許多專家和專科醫生無法根治這類疾病。透過解析自律神經系統的運作及介紹客製化治療方案，我將帶領你探索那些被傳統醫療體系忽視的核心因素，並指引你走上真正的康復之路。

自律神經的逆轉勝，將成為健康的新開始。你可能曾經歷無數挫折與迷惘，對看不見的病痛感到無力，對未能確診的結果感到失望。透過深入了解自律神經的運作及其對健康的深遠影響，你將重新掌控健康，開啟全新的生活。

每一個小的調整，都可能為你的身體帶來巨大改變。無論是作息和飲食的調整，還是適度的運動與放鬆，這些簡單的改變將為自律神經系統注入新的活力，帶來長期改善。

健康無法一蹴而就，它需要持續關注與積極投入。每一步努力，都將讓你更接近充滿活力、無病痛的生活。

希望這本書能成為康復旅程中的指引，幫助你在迷茫中找回方向。未來的每一天，都是你調整自律神經、實現健康生活的機會。

只要不放棄，改變隨時都會發生，讓我們積極面對挑戰，勇敢追求健康，迎接充滿能量與希望的全新開始。

開 場

我的自律神經運作健康嗎？

在這個步調飛快、壓力滿載的時代，很多人身上都悄悄出現自律神經失調（Dysautonomia）的警訊。你會渾身感到不對勁，有時甚至彷彿從頭到腳都是毛病，但又無法準確地指出到底是哪裡不舒服、有問題。去醫院掛了門診，還是找不出病因……

自律神經失調比你想的更為常見，近年來深受各界關注與重視，雖然大眾對自律神經失調的認識愈來愈多，卻仍有不少疑惑，像是：「我的狀況是自律神經失調嗎？」「如何檢測自己的神經健康狀態？」因此，在正式進入本文之前，歡迎先透過「90秒自律神經健康檢測表」檢測你的神經平衡感、了解身體的隱藏訊號。只需九十秒，就能找到神經健康指數，抓住改善生活的關鍵。

請在以下問題中，選擇最符合您最近兩週情況的選項。

完成後計算總分，參考結果分析了解您的自律神經健康狀況見022。

現象（問題）	1分	2分	3分
□ ❶有人猛按喇叭或門鈴突然大響……	□平靜以對	□小小驚嚇，迅速回神	□心跳加速，甚至冒冷汗
□ ❷是否容易悲傷、焦慮或易怒？	□幾乎不會	□偶爾如此	□經常這樣，感到無力
□ ❸面對突發狀況時，你會如何？	□冷靜應對	□偶爾吃力	□喘不過氣
□ ❹是否心跳加速、胸悶或心悸？	□沒有過	□偶爾幾次	□幾乎每天有
□ ❺是否經常感到僵硬或疼痛？	□沒有或偶爾	□肩頸痠痛經常發生	□嚴重僵硬，影響日常
□ ❻是否有腸胃不適的情況？	□偶爾腹脹或胃痛	□反覆腹瀉或便祕	□胃酸逆流，消化困難
□ ❼睡眠情況如何？	□約7小時以上，睡得很香甜	□睡眠時間偏短，多夢、淺眠	□經常失眠或反覆驚醒
□ ❽飲食習慣如何？	□時間固定，營養均衡	□偶爾不吃或過量	□完全不固定或暴飲暴食
□ ❾是否經常處於吵雜或熬夜環境？	□幾乎不會	□偶爾如此	□經常如此

題目			
□ ⑩是否有規律運動習慣？	□每週3次以上	□偶爾散步或習練瑜伽	□幾乎不運動
□ ⑪工作或生活壓力如何？	□壓力不大，能掌控	□偶爾過多	□長期高壓，無法紓緩
□ ⑫在家中是否能放鬆？	□非常放鬆	□偶爾煩躁或感到壓抑	□家庭氣氛緊張，壓力大
小記	（　）＊1分	（　）＊2分	（　）＊3分
總分			

結果計算與分析（總分＝各題分數相加）

- ○ 12～16分：健康穩定↓維持良好習慣，繼續保持！
- ○ 17～24分：輕微波動↓調整日常作息，平衡忙碌與休息，避免進一步惡化。
- ○ 25～30分：中度失調↓積極面對健康問題，必要時，應尋求專業醫療的協助與建議。
- ○ 31～36分：顯著失調↓優先進行檢查與醫療諮詢，評估是否排除器官病變，正視自律神經的健康。

12～16分：自律神經健康穩定，繼續保持

○狀態說明：

您的自律神經功能運作良好，無明顯異常，表示您的身體適應力佳，調節能力穩定。

○建議：

✓維持現有的良好作息，保持規律生活與均衡飲食。

✓若偶有健康波動，可適當放鬆，增加休息時間或頻率，以維持穩定狀態。

17～24分：輕微波動，建議關注壓力與生活習慣

○狀態說明：

您的自律神經可能因各種內外在因素影響，出現輕微波動，雖不嚴重，但應多放一點心思關注自己的健康狀態。

○建議：

✓檢視近期的生活作息與飲食，確保睡眠時數充足，減少咖啡因與過度刺激物。

✓如果有出現偶發性失眠、心悸、情緒起伏等情況，建議可以做記錄，以觀察出現的頻率與變化程度。

25～30分：中度失調，建議積極面對，尋求改善

○**狀態說明**：您的自律神經調節功能已出現較明顯的不穩定，可能影響睡眠品質、情緒、專注力或身體狀態。應好好正視，必要時尋求專業醫療協助。

○**建議**：

✓立即檢視生活習慣，如長期熬夜、工作過於忙碌、飲食不均衡等，並嘗試改善。

✓若症狀持續，如長期疲勞、頭暈、心悸或消化不適，請考慮尋求專業醫師治療。

31～36分：顯著失調，建議進一步健康評估

○**狀態說明**：您的自律神經已出現較大程度的失調，可能導致持續性身心不適，並影響日常生活與工作效率。長期忽視可能造成更深遠的健康影響。

○**建議**：

✓若已有長期失眠、焦慮、頻繁心悸、腸胃不適等狀況，請主動尋求專業醫療建議，如功能醫學或神經內科檢查。

✓可透過自律神經檢測、心率變異性分析等方式，進一步了解身體狀態，並且找到適合的調理方案。

簡易檢測能幫助您初步掌握自律神經的健康狀況。若想更進一步了解，可掃描QR Code填寫完整版的檢測問卷，內容涵蓋8大系統、40+指標，填寫約需20分鐘，線上立即獲得檢測結果，幫助您更精準地掌握自律神經的健康狀況。

先做檢測，大略掌握自律神經的健康狀況，接下來，就讓我們開始了解自律神經失調吧！

CH 1

自律神經失調的最大痛苦

「去醫院也檢查不出問題，為什麼？」

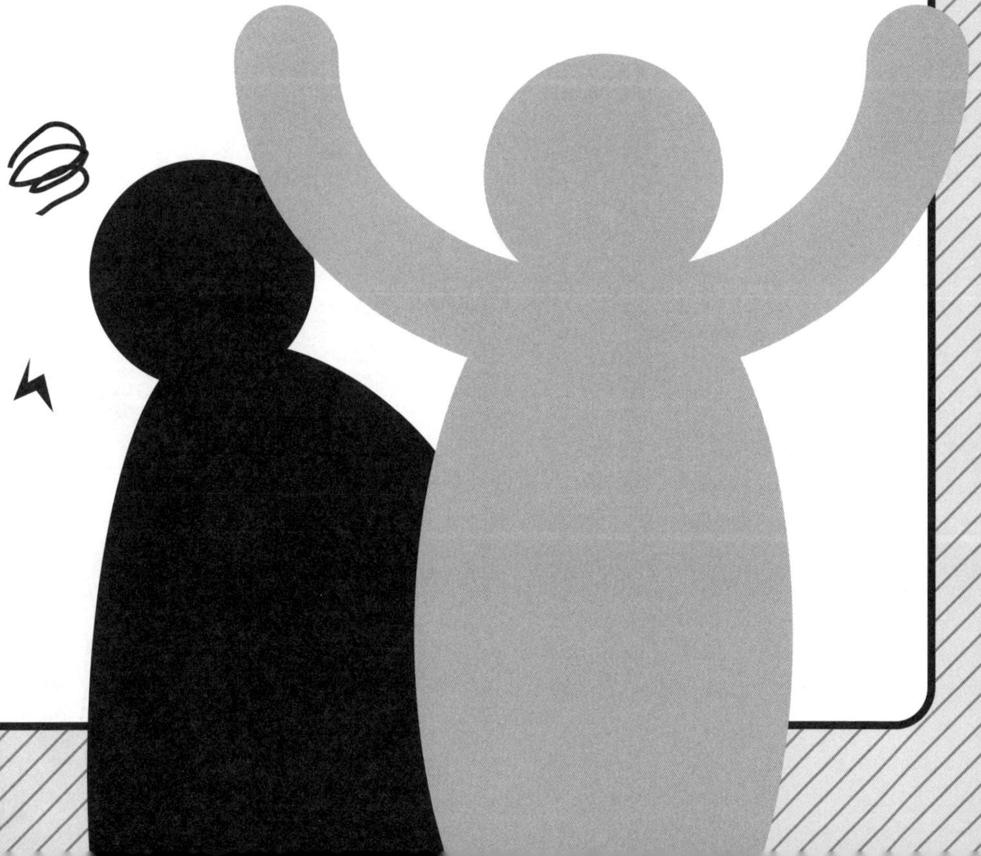

明明不舒服，醫師卻說你沒病或找不出真正病因！

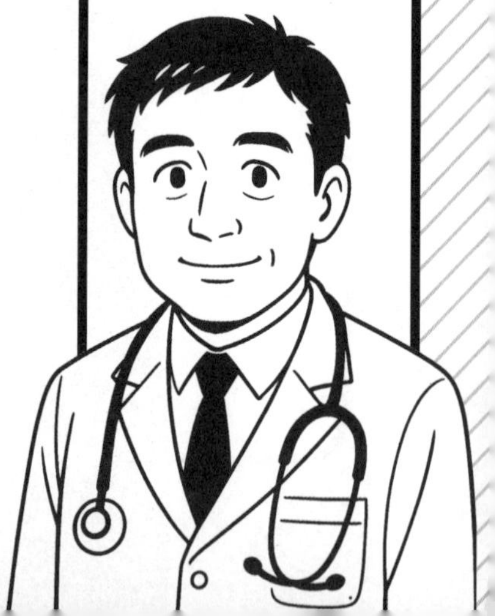

王先生是某科技公司的高層主管，這是一份看似光采卻壓力巨大的工作。每天的日程表被會議、決策和談判填滿，手機響個不停，總是需要處理緊急問題。

幾年前，王先生突然發現自己無法像過去那樣輕鬆應對繁重工作，他開始經常感到胸口發緊，伴隨著無法入眠的焦慮感。

白天，他的頭腦像是被蒙上一層霧，工作效率直線下降；夜晚，當他終於躺在床上時，心跳卻不由自主地加速，讓他無法入睡。

最初，王先生只把這些症狀歸因於繁重的工作壓力，他覺得自己可能只是累了，需要休息。

「只要週末能好好睡一覺，應該就能恢復吧。」他這麼告訴自己。

但情況並沒有好轉。每當他進入會議室，坐在長長的會議桌前，他的頭痛就會像不定時炸彈般發作，胃部的不適感也隨之加劇。

甚至有一次，在一個重要的商業會議上，他突然感覺到心跳急促，胸口彷彿被重物壓到喘不過氣。手心冒汗、呼吸變得很急，感覺自己快要崩潰了。當下，王先生不得不找個理由匆匆離開會議。

這一切，都讓他深深感到不安。「我一定是出了大問題，這樣下去不行。」王先生認為自己的健康出現嚴重問題，決定去醫院做全面檢查。

懷抱緊張心情，他開始漫長的醫療旅程。心電圖、腦部掃描、血液檢測……每個檢查項目他都沒有錯過，甚至做了胃鏡和肝功能檢查。這些過程對他來說既煎熬又充滿期待，他希望能找出問題的根源，了解自己為什麼如此不舒服。然而，檢查報告一項接著一項地出爐，竟然都顯示他——「一切正常」。

「你很健康。」醫生這麼告訴他。

這句話應該是好消息，卻讓王先生感到前所未有的困惑和沮喪。「健康？但我覺得自己快要崩潰了！」他內心掙扎著，無法理解為什麼自己經歷的痛苦和不適無法被檢查結果證明。

爾後每次檢查都讓王先生的焦慮加深，彷彿被困在一個永無止境的診療迷宮裡；一次次地進入診室，希望能找到正確的出路，卻總以失望告終。醫生不斷告訴他：「檢查結果顯示你很健康，可能只是工作壓力引起的。」這樣的解釋並不能給他帶來任何安慰，反而讓他的痛苦更加難以承受。

「如果只是壓力，那為什麼我覺得自己每天都要垮掉、撐不住？」王先生的疑惑愈來愈深。

在一次和朋友的聚會上，王先生忍不住向老朋友抱怨說：「我真的不知道該怎麼辦了，所有的檢查結果都說我沒事，可是我每天的生活，卻都像是在和自己的身體搏鬥一樣。」

朋友聽了之後，皺起眉頭，想了想說：「你有沒有聽過自律神經失調？這聽起來像是那方面的問題。」

「自律神經？那是什麼？」王先生對這個名詞很陌生，他以前從未聽過這樣的說法，「連你也以為我想太多，叫我去看精神科嗎？」

朋友解釋道：「不是啦！**不是精神病，是『神經病』，跟頭痛、肚子痛一樣**，我講不清楚，你上網找資料啦！」

王先生半信半疑，但他也知道自己別無選擇。經歷如此多的檢查卻始終無法找到答案，讓他對傳統醫學失去信心。「或許是時候換個方向了。反正最差也就現在這樣，乾脆死馬當活馬醫！」他暗自思索。

後來，王先生透過網路搜尋，來到我的診所。在我們的初次見面時，他顯得非常疲憊，眼神中充滿困惑與無助。

他向我詳細描述過去幾年的健康狀況，以及他無數次就診的經歷，**「我已經做了所有檢查，但每個醫生都告訴我沒事。可我感覺自己每天都像在拚命，連睜開眼睛呼吸都覺得好累，我真的不知道該怎麼辦了。」**

根據他所描述的症狀以及生活狀況，我心中隱約有了答案；尤其當他提到自己頻繁的胸悶、心悸和無法入睡時，這的確很可能與自律神經系統的失衡有關。

「我懷疑你的問題不是某個器官出了毛病，而是你的自律神經失調了。」我告訴他，並繼續解釋，「自律神經系統掌控著你的身體功能，像是心跳、消化、呼吸等，當它失調時，這些功能就會開始出現問題。」

「那該怎麼辦？」王先生露出期待的神情。他說自己已經進出許多醫院，做了各種檢查，但總是無疾而終，真的「無疾」……因為醫生總說他沒有病！

我為他進行一系列評估和測試，這些測試是針對自律神經的特殊檢查項目，並不像傳統的醫學檢查那樣關注於具體的器官功能，而是查看身體的整體協調運作。結果顯示，王先生的自律神經系統確實處於失衡狀態，雖然無法透過傳統檢查發現，但它的確正悄無聲息地影響著王先生的心跳、消化和睡眠。

檢查的結果讓王先生豁然開朗，長期以來無法解釋的各種不適和痛苦，原來並不是器官出了毛病，而是自律神經系統失調在作祟。

檢查不出病的原因：自律神經失調不是具體的器官病變

自律神經系統失調就像一個隱形的麻煩製造者，它不會像心臟病或肝臟疾病那樣直接出現在醫學報告中，而是以一種隱形的方式，悄然無聲地影響身體各個系統，進而影響整個身體的運作。對於像王先生這樣的患者來說，他們的症狀是真實存在的，但卻難以在常規檢查中找到具體病因，這就是自律神經失調的難以捉摸之處。

前文提到的王先生，絕對不是特例；事實上，無數人都和他有著相似的經歷。他們一次次進出醫院，做著各種先進的檢查：心電圖、核磁共振（ＭＲＩ）、電腦斷層掃描（ＣＴ）、血液檢測等等，但每次的結果都相同：一切看起來正常。這些人無法擺脫持續的頭痛、失眠、胃部不適和焦慮感，卻一再被醫院檢查結果狠狠打臉，那「正常」的診斷報告，彷彿在嘲笑說：「你並沒有生病，這只是你自己過於緊張罷了。」

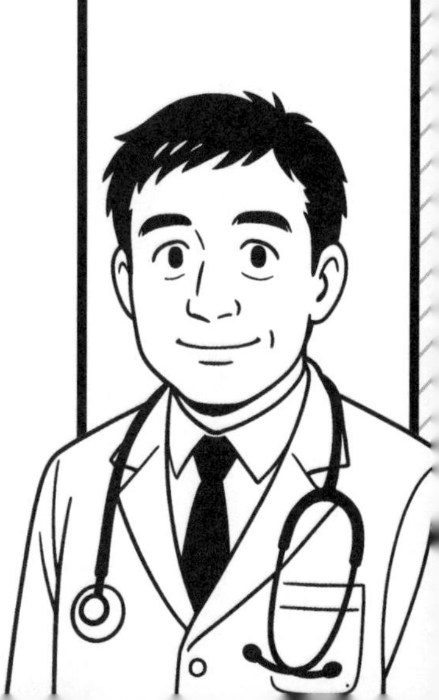

這種情況會讓患者感到無比困惑，甚至產生強烈的無助感。他們開始懷疑自己是否真的生病，或者一切只是自己「想太多」，而另一方面，身體的不適卻又是真實存在的；這樣的矛盾經常讓他們在看診時深陷不知所措的境地。

那麼，究竟問題出在哪裡？為什麼醫生無法找出真正的病因？為何傳統醫學幫不上忙？

答案其實很簡單：傳統醫療系統主要針對的是具體的器官病變，而忽略了身體作為一個整體的協同運作。

在醫院，醫生習慣使用各種高科技儀器檢查心臟、肝臟、腎臟等器官的功能，這對於檢測急性疾病或器官損傷非常有效。如果心臟正常運作、肝臟無異常、腎臟功能正常，醫生通常會下結論：「你很健康。」然而，單一器官的正常運作，並不代表人就是健康的，全身系統的協同工作也是健康的必要因素，而自律神經系統正是掌控這一協同運作的關鍵。

自律神經系統分為交感神經和副交感神經，這兩個系統像一對舞者，交替掌控我們身體的活動。交感神經負責「戰鬥或逃跑反應」，幫助我們應對壓力和緊急情況；副交感神經則負責「休息與修復」，讓我們的身體在日常生活中保持平衡。

當這兩個系統失去平衡，身體便會出現各種難以解釋的症狀，從失眠、頭痛到焦慮、胃痛……但這些症狀並非源自於具體器官的損傷，因此傳統的醫學檢查無法輕易檢測出它們的根源。

是身體的「引擎」還是「行車電腦」出問題？

請想像一下這樣的假設情況：一輛車在路上突然熄火，於是你把它送到修車廠。技師檢查了一番，告訴你：「引擎沒問題，車胎很好，燈泡也是亮的。」但車子依然無法啟動。這時候你可能會想，這到底是怎麼回事？

其實，問題很可能出在「行車電腦」上。這個小小的電腦，雖然平時不太引人注意，但它卻是整輛車的「大腦」，負責協調車子的各個系統。無論是引擎、剎車或空調，行車電腦都在背後默默操控。如果它出了問題，即使每個部件本身都沒有故障，車子也可能會出現各種狀況。

這聽起來有點像我們的身體，對吧？自律神經系統就像是身體的「行車電腦」，負責協調心跳、呼吸、消化等各個器官的工作。當它運轉正常時，我們的身體可以保持平衡、運作順暢；然而，**一旦這個「行車電腦」失調，即使心臟、胃部、肺部這些「零件」運作良好，我們的身體還是會感覺到不對勁。**

傳統醫療就像維修技師，擅長檢查具體的零件——心臟、肺部、胃等器官——的狀況。如果所有檢查結果都顯示「一切正常」，醫生會告訴你：「你的身體沒有問題，檢查結果是正常的。」

但事實是，如果故障的部位是自律神經系統這個「行車電腦」，其他「零件」就算完好無損，也無法正常協同工作。

還記得車子熄火的假設嗎？無論你的引擎多強大，車胎多堅固，如果行車電腦沒有協調好各個系統，車子還是無法順利啟動。這就像當自律神經失調時，你會感覺到焦慮、失眠，甚至胃痛——雖然每個器官都顯示「健康」。

讓我們進一步思考其他狀況：如果行車電腦的導航系統出現故障，那麼，即便你的車子性能再好，也無法規畫出最佳路徑。

這其實也很像我們的自律神經，它就像我們身體的「導航系統」，協調身體應該如何應對外界壓力、調整心情和消化功能。當導航系統出問題，我們可能會感到莫名其妙的焦慮，甚至不知道該如何處理生活中的壓力。

再舉個例子，假設行車電腦的空調系統也被影響。天氣愈來愈熱，你把空調開到最冷，結果卻發現空調根本不工作。即使車子的引擎和其他機械零件都在完美運作，但由於行車電腦沒有控制好空調系統，你還是會覺得這輛車不太好開。

同樣的，自律神經系統失調時，我們可能無法很好地調節身體的溫度，或者在面對壓力時反應過度，導致身體無法「降溫」，變得更加緊張和焦慮。

看得見的問題與看不見的問題

上述種種狀況，正是為什麼許多像王先生一樣的患者，經歷無數次檢查後，依然找不到問題的真正原因。

他們抱著極大希望去做各種檢查，希望能找出身體不適的原因，而檢查結果往往顯示他們的器官都「運作正常」，另一方面，他們的身體還是感覺到失衡，所以不適感依然真實存在。

這是因為「行車電腦」——也就是自律神經系統——已經失調，但這個問題往往難以被常規的醫療檢查發現。

傳統醫療往往專注於解決具體的「零件問題」，譬如心臟病、胃病或肺病，這些都屬於「看得見的問題」。但如果自律神經系統這個「總控制中心」出現問題，醫生們可能很難發現，因為他們習慣於檢查單一器官，而非整個系統的協調工作。

不幸的是，這正是自律神經失調常常被忽略的原因。自律神經的問題並不會像腫瘤或發炎反應那般直接在檢查數據中顯示出來，自律神經失衡隱藏在身體的多個系統之間，悄無聲息地影響著心跳、呼吸、消化，甚至情緒。

現代醫學強調精密檢查與具體數據，但它在面對自律神經系統這種全身協調性問題時，卻顯得力不從心，這也導致許多患者經歷長期不明病因的痛苦——因為醫學設備無法「看見」自律神經失調帶來的影響。

我想要特別強調的是，傳統醫療在急性病和器官性疾病的診斷和治療上確實功效卓著，只不過，當涉及到自律神經系統這類協同運作的問題時，單一器官的檢查便顯得杯水車薪，這並不是醫生能力不足，而是醫療系統在設計上更多是針對具體的病理性問題，而非系統性失調。

那麼，這些系統性的問題應該如何被發現和治療？畢竟，自律神經失調是現代人很需要關注的健康焦點，因為這種疾病是能讓一個人全身失去協調運作的「隱形操縱者」。

要揪出我們究竟是不是有自律神經失調，需要從全新角度去看待身體健康，不僅僅需要關心器官的健康，更需要留意身體協同運作的狀態。

自律神經失調並不單純只是壓力反應

你是否有過這樣的感覺：

明明沒有做什麼劇烈運動卻心跳加速，像是心臟在劇烈跳動，甚至會突然出現一股說不上來的緊張感，讓你喘不過氣來？又或者你經常感到胃脹氣、消化不良，但是醫生卻告訴你，你的胃很健康、沒有問題？

這些原因不明的症狀，讓你感到疑惑，甚至開始懷疑自己是不是「想太多」了？其實，這些問題很可能不是單純的心理因素，而是自律神經系統在「搞鬼」。

自律神經系統就像是你身體的「總控室」，默默管理身體中無數的自動運作：心跳、消化、呼吸、體溫調節……它時時刻刻都在工作。但也因為它運作得如此隱祕，一旦出現問題，它的影響往往也不容易被察覺。

就像王先生那樣見028，他的身體早已發出求救信號，卻因為這些信號太隱晦而被忽略。王先生

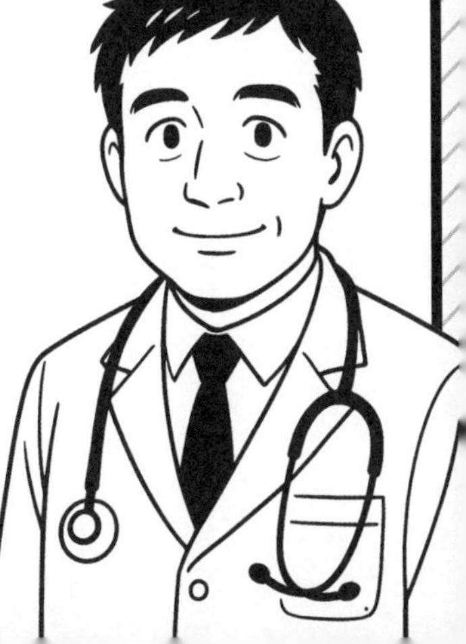

的自律神經失調，不僅讓他感到心悸、失眠，還影響了消化系統和日常生活。即便是與家人共度的輕鬆時刻，也無法擺脫胃部不適和焦慮感。

這些感覺來得莫名其妙，讓他無法真正放鬆，身體彷彿時刻處於「警報狀態」。

我們可能都經歷過這樣的時刻：當你躺在床上，試圖放鬆入眠時，心跳卻開始加速，讓你翻來覆去難以入睡；或者當你處於壓力較大的情況下，突然感到胃部不適，卻找不到明顯的原因……這些都是自律神經失調的典型表現。

如何辨別自律神經失調？

雖然自律神經失調難以透過常規檢查發現，但還是有辦法初步判斷，自己是否可能有自律神經方面的問題，我們可以透過觀察日常生活中的一些症狀，來初步判斷自律神經是否失衡，評估自己是否應該就醫求診。

以下是一些常見的自律神經失調症狀：

○**睡眠問題**：經常失眠或淺眠。

- **情緒波動：**容易焦慮、煩躁或莫名緊張。
- **消化不良：**有時胃脹氣、胃酸倒流，或者便祕與腹瀉交替。
- **心悸與呼吸急促：**在平靜狀態下感到心跳加速或呼吸困難。

這些症狀只是冰山一角，自律神經失調往往影響身體的多個系統。在後面的章節當中，我們會更深入探討這些症狀，以及如何透過調整生活方式改善這些問題。但在此之前，我想特別提到一個關鍵問題，那就是——**許多自律神經失調的症狀，太常被誤認為只是暫時性的壓力反應而已。**

朋友可能會告訴你：「你只是太累了，放鬆一下就好。」然而，實際情況往往複雜得多。自律神經失調並不是一個簡單的壓力反應，它是更深層次的身體系統問題。當它長期存在時，不僅會影響你的生活品質，還可能對身體的各個系統產生深遠的影響。

自律神經失調如何發生？

自律神經系統失調的成因非常多樣，通常涉及到身體與生活的多個方面。

首先，壓力是最常見的因素，但非唯一的導火線。無論是來自工作、家庭或學業的壓力，長期的精神緊繃都會讓自律神經系統承受過大的負荷。這就好像身體的「總控室」裡的所有指揮員都開始忙亂，導致整個系統失去協調。

其次，現代生活中普遍存在的不規律作息和不健康的飲食習慣，也容易導致自律神經系統的失調。熬夜、過度使用電子產品，尤其是在睡前長時間接觸手機螢幕，會影響身體自然的生理節奏。而飲食方面，過多的精製糖、咖啡因和高油脂食物，會加劇身體的壓力反應，讓自律神經更加難以維持平衡。

此外，生活環境中的其他因素，如空氣污染、噪音和缺乏運動，也會不斷刺激自律神經系統，讓它無法正常運作。

在這些因素共同作用之下，我們的身體處於長期的高壓狀態，無法真正「放鬆」。當自律神經系統無法承受這些不斷增加的負荷時，便會出現各種隱形的影響，可能會悄悄危害你的健康。

關鍵：讓自律神經能重新協調所有器官的工作

那麼，該如何應對自律神經這個「隱形操控者」失調呢？

我們的身體就像一輛車，不是由單一的零件組成，而是一個需要協同運作的整體系統。當自律神經系統這個「行車電腦」失調時，僅僅修理引擎、燈泡或輪胎，是無法解決問題的；我們真正需要做的是調整這個「總控制中心」，讓它重新協調所有器官的工作。

所以，當你感覺身體出了問題，記得不僅要檢查「引擎」和「燈泡」，還要看看你的「行車電腦」是否正常。

這個隱藏在背後的小小控制器，雖然不常引起注意，卻決定了我們身體的整體運作。只有當它恢復正常，整個系統順利恢復運轉，我們才能感受到真正的健康和平衡。

總而言之，最重要的關鍵，在於恢復身體的平衡。後面的章節中，我們將深入探討如何通過臨床治療和調整生活方式來緩解這些問題，讓自律神經系統恢復它應有的功能，但在此之前，我們需要好好的認識一下自律神經系統。

CH 2

70%臺灣人都曾受自律神經失調之苦

認識自律神經和生病的真相

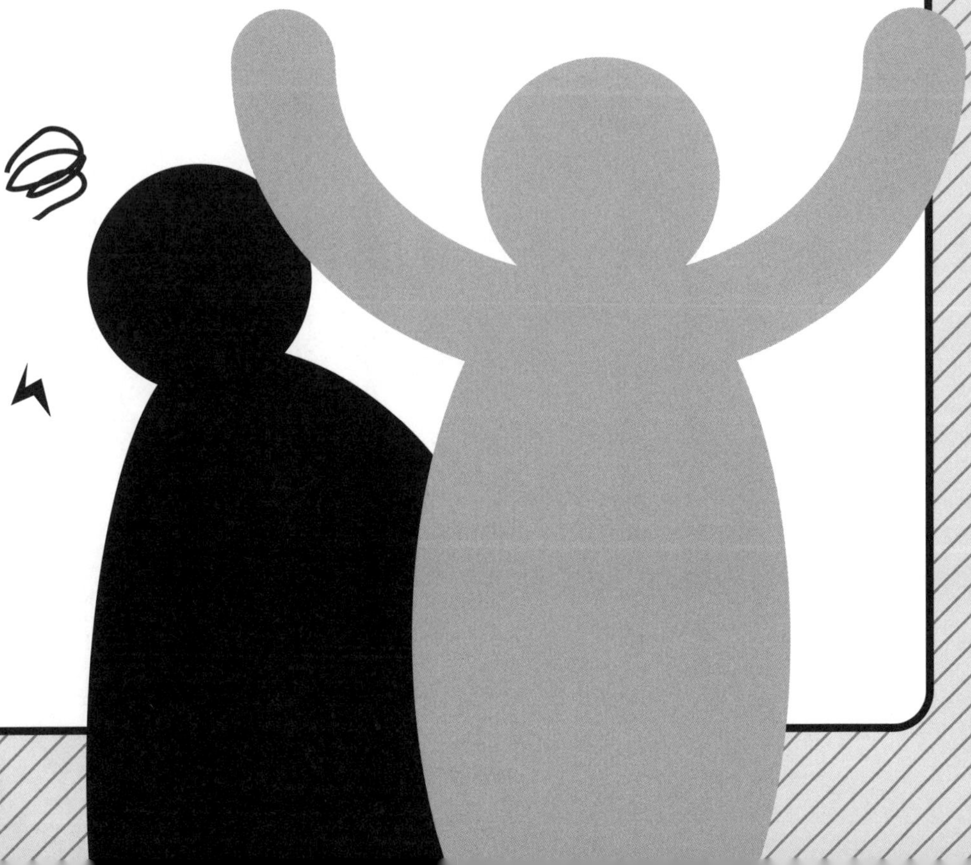

自律神經系統如何影響身體的運作？

現在，我們已經比過去更常聽到「自律神經失調」這個醫學名詞，但許多人對這個疾病仍然一知半解，甚至覺得離自己很遙遠。事實上，根據臺灣臨床推估，全臺約有60～70%的人深受自律神經失調之苦，當中有許多人身患自律神經失調而不自知，可見一般民眾對自律神經和自律神經失調的認識不足。

那麼，究竟什麼是自律神經呢？

你可以這麼想像，有一位隱形司機日夜不休地坐在身體的駕駛座上，悄悄操控身體的每個運作，他控制你的心跳、呼吸、消化，甚至連你出汗的時候，他也正悄悄地幫忙調節體溫。然而，最神奇的是，你並不會意識到他的存在——這個重要的隱形司機，就是人體的自律神經系統。

聽起來是不是有點神祕？

別擔心，讓我們來揭開這個司機的面紗，看看他到底怎麼工作。

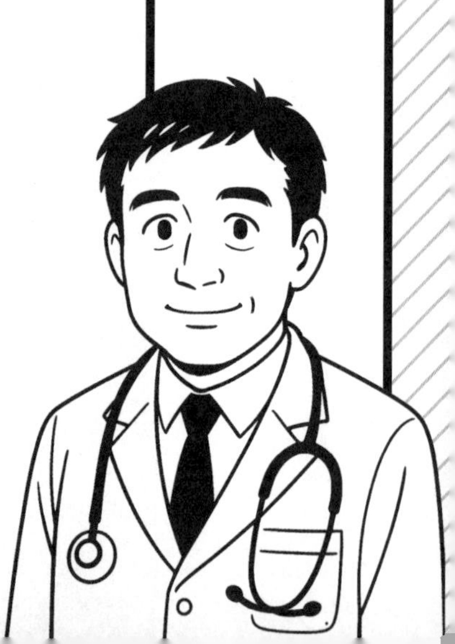

交感神經與副交感神經，身體白天與夜晚的輪班司機

自律神經系統其實分成兩個部分，就像你這輛「身體之車」是由白天和夜晚兩位司機搭檔一起合作操控：

○**交感神經：**負責白天的運作，特別是當你需要應對壓力或緊急情況時，它會讓你身體進入「戰鬥或逃跑」的狀態。例如當路邊的狗突然撲過來的時候，你會心跳加速、呼吸急促。這就是交感神經在打滿全速，準備幫你逃跑。

○**副交感神經：**這位是夜班司機，當交感神經下班後，他接手工作，負責讓你放鬆和修復。當你靜靜躺在沙發上深呼吸、喝杯熱茶，副交感神經開始作用，幫助你的心跳慢下來，讓你身體恢復平靜。

這兩位「司機」的工作風格完全不同，合作起來卻密不可分。他們之間的協調運作，決定你一天的精力狀態。如果交感神經過於活躍，你會覺得一直緊張兮兮、心跳加速，甚至晚上都難以入睡。反之，如果副交感神經太懶散，那你可能白天容易昏昏欲睡，沒有精神去應對日常挑戰。

交感神經讓身體開啟「超速模式」

讓我們更仔細看看交感神經這位「超速司機」的工作。

當你遇到緊急情況，譬如開車時突然有個紅燈亮起，接收到訊號的交感神經會立刻發動，把你的心跳、呼吸速度瞬間提升，準備應對。就像是他手握方向盤，腳踩油門，猛然加速，讓身體進入高效運轉的模式。

當交感神經開足馬力的時候，你的身體會快速供應能量給肌肉，讓你隨時準備可以「戰鬥或逃跑」。這種反應對於遠古時代的人類非常重要，因為我們的祖先經常需要主動狩獵或逃避野獸的攻擊，努力讓自已生存下來。

在現代生活中，交感神經的活躍則時常來自生活中的壓力，譬如老闆的急件、考試的壓力，或者是手機上突然響起的通知聲……縱然你不再需要逃命，但身體還是會做出相同的反應。

副交感神經啟動悠閒的「休息模式」

相反的，當你從緊張的狀態中釋放，回家後舒舒服服地躺在床上，副交感神經會默默地接手工作，慢慢鬆開油門，讓你的身體開始降速。它就像一名貼心的夜班司機，輕輕踩下剎車，讓你慢慢進入放鬆和修復的模式。

當副交感神經作用時，你的心跳會減慢，呼吸會變得深沉，消化系統也會開始發揮作用。這就是為什麼在你吃過飯後，總是感到有點昏昏欲睡——因為副交感神經正在調整節奏，讓胃腸可以好好消化食物，並讓身體獲得休息。

自律神經的精妙平衡

我們的身體就像一輛車，交感神經和副交感神經是兩位輪班的司機，誰也不能一整天都不休息。如果交感神經總是「超速運作」，那麼，你的身體就會像是一直踩著油門，最終會導致過度疲勞、焦慮和睡眠障礙；如果副交感神經總是懶懶散散，那你可能就會缺乏應對壓力的能力，變得容易疲倦、無力。

當然，交感神經和副交感神經都太低下或太活躍的情況也有可能出現，這二者也都是自律神經失調。

自律神經系統的精妙之處其實就是保持平衡。當我們需要時，交感神經會幫助我們迎接挑戰；

而當我們需要放鬆時，副交感神經則會讓我們身體重回平靜。這兩位司機密切合作，確保我們的身體不會超速，也不會過度怠速。

現在，對自律神經系統有初步了解之後，不難發現它其實也沒有原本以為的那麼神祕；它就像無形的總指揮，默默調節著我們的身體，幫助我們在不同情境下保持平衡。

當下次感到緊張或放鬆時，記得背後是交感神經和副交感神經在無聲地運作，他們的調節與和諧，正是你身體得以正常運作的關鍵！

自律神經如何支配你的「生活細節」？

你有沒有注意過，當你突然受到驚嚇時，心跳會立刻加速？當你放鬆下來準備入睡時，呼吸會變得緩慢且規律？

這些細微變化每天都在我們的生活中上演，而背後的「操控者」正是自律神經系統。

它隱藏自己，卻無時無刻都在影響我們的日常生活。

想像你正在準備上臺發表一場重要的演講，臨近演講時間時，你開始感覺到手心冒汗、心跳加速，甚至呼吸急促。這時候，正是你的交感神經在發揮作用，幫助你進入「超速應對模式」，讓你集中精神，應對壓力。

接下來，請再回想你結束一天工作之後的放鬆時刻，你坐在沙發上喝著熱茶，或是靜靜躺在床上休息，此時，則是副交感神經接管你的身體，讓心跳變緩、呼吸放鬆、肌肉放鬆，準備進入深度睡眠。

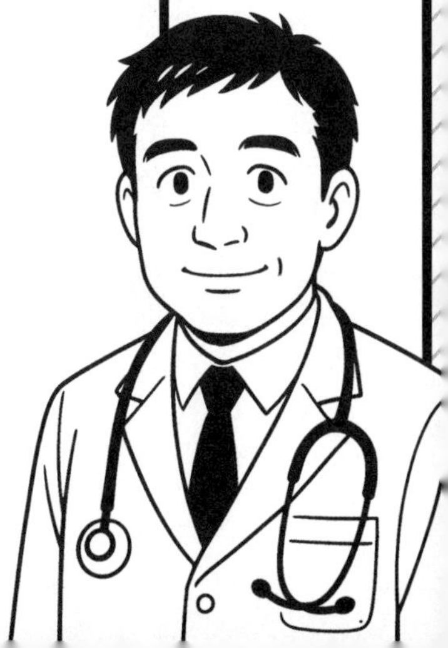

交感與副交感神經的微妙合作

日常生活的每個瞬間，自律神經系統都在默默工作，確保我們能夠應對生活中的每一個挑戰和放鬆時刻。自律神經系統不僅僅是身體裡的無形「司機」，它更像是一位無處不在的守護者，讓你在緊繃和放鬆之間保持平衡。

交感神經是你的「戰鬥模式開關」

在談到自律神經系統的時候，交感神經可能是最容易能讓你感受到它「存在感」的那一部分。每當「狀況」來臨，無論是緊張的工作任務、重大考試還是突然受到驚嚇，交感神經在接受訊號的瞬間就會立刻啟動，幫助你快速應對。

想像一下，你正在開車，前方有一隻貓突然衝到馬路中央。你心跳瞬間加速，腳迅速踩下煞車，眼睛全神貫注地盯著那隻貓，這就是交感神經的典型反應，它會在瞬間提高你的警覺，讓你心跳加速，血液快速流向肌肉，讓你可以做出緊急應對。

這個過程其實很像是你身體裡的小型「加速器」突然啟動，交感神經就像是一個「戰鬥模式開關」，當你需要快速反應時，它會幫你調動身體所有資源，讓你準備好「戰鬥或逃跑」。心跳加速、瞳孔放大、呼吸急促，這一切都是身體的「戰或逃反應」，幫助你應對緊急事件。

然而，這種加速狀態如果長期存在，會讓你感到疲憊、焦慮，甚至出現身體不適。我們不能一直處於「超速模式」，因為這樣會消耗過多能量，讓身體無法恢復。

副交感神經是讓你放鬆的修復專家

若交感神經是負責「打仗」的專家，副交感神經就是讓你「休養生息」的專家。當你完成一場緊張的會議或跑完一次馬拉松，副交感神經會立刻介入，幫助你恢復能量，讓身體重歸平靜。

副交感神經其實就像是身體裡的「修復工」。它會慢慢降低你的心跳，讓呼吸變得緩慢而穩定，這個過程很像一場馬拉松賽後，終點的志工遞上一杯溫熱的水，讓你得以喘息。

副交感神經的主要任務是幫助你的身體進行修復和恢復。無論是消化系統、免疫系統或身體的細胞修復，副交感神經都是幕後推動者，這就是為什麼在放鬆的狀態下，我們的身體會更快地消化食物、修復受損的組織，讓你感到更有能量。

當你洗完一個熱水澡，覺得所有的疲憊都消失了——這也是副交感神經默默工作的結果。

自律神經需要適當切換

我們的日常生活就像是一場不停切換駕駛的旅程，換句話說，交感神經和副交感神經兩位駕駛員需要輪班工作。

當你白天處於忙碌的工作狀態時，交感神經是主要的「司機」，負責讓你保持高效；當你回到家準備放鬆時，副交感神經會接過方向盤，讓你的身體進入修復狀態。

這種切換就像一輛車的駕駛員交班。交感神經負責「高速公路模式」，副交感神經則負責「城市慢行模式」。

一旦交感神經和副交感神經之間的合作出現了問題，譬如交感神經過度活躍，而副交感神經無法接手，那麼，這輛「車」就會一直處於加速狀態，最終耗盡油量，導致身體出現疲勞、失眠等等問題。

現代生活的快節奏，很容易讓我們的交感神經處於「過度工作」的狀態。當你在應對生活挑戰時，交感神經會快速啟動，但如果你不懂得如何有效放鬆，副交感神經無法正常接管，長期下來，你的身體就會進入一種「慢性緊繃狀態」。這種狀態下，你可能會感到持續的焦慮，甚至失去身體的平衡感。

如何讓自律神經系統保持平衡？

自律神經系統需要保持平衡，才能發揮它的最佳功能，實際的做法，其實就藏在我們的日常生活習慣中。

舉例來說，當你感受到緊繃或力不從心時，放鬆練習可以幫助副交感神經重新接管你的身體，如深呼吸、冥想或適當運動。

如同司機需要輪班休息，你的身體也是如此。**當你感到失去平衡時，不妨試著停下來，做幾次深呼吸，這個過程就像按下「暫停鍵」**，給副交感神經一個機會掌控局面（如何運用呼吸來平衡自律神經，後面章節也會進一步介紹見187）。你也會發現，只需這樣小小調整，就能讓你感受到身體的放鬆和內心的平靜。

除此之外，規律的作息和良好的飲食習慣，也是幫助自律神經保持平衡的關鍵（後面會進一步說明見153）。為什麼呢？回到「想像你的身體是一輛車」的比喻，需要定期的維護與檢修，才能保證它的持續運作：維持良好作息就是給車子做保養，而健康飲食則是給車子加好油，確保你的「駕駛員」能夠高效工作。

自律神經系統就如同你生活中的無形駕駛員，幫助你應對壓力和放鬆時刻。壓力大的時候，交感神經會幫助你加速應對挑戰；而當你需要放鬆，副交感神經會讓你身體回到平衡狀態，讓這兩位駕駛員保持合作順利，是身體健康運作的關鍵。

因此，下一次當你感到心跳加速或難以放鬆時，記得可以關照一下自律神經，調整呼吸、放慢節奏，「無形駕駛員」會感激你的幫助，並讓你在生活中得以從容應對每一個挑戰。

郭醫師來解決

你真的需要知道導致自律神經失調的原因？

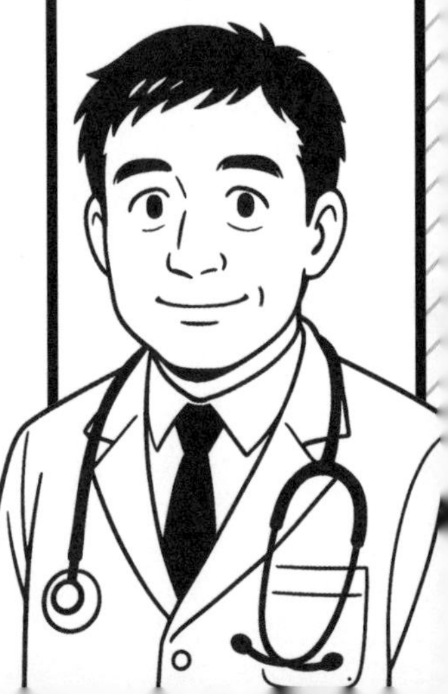

近年來，隨著大眾對自身健康的關注度提高，愈來愈多人開始意識到，並討論自律神經失調的問題，試圖找出為什麼它會失調，相關的醫療保健理念也日漸盛行，並且將焦點大多集中在壓力、飲食、不規律的作息、缺乏運動等等。

前述這些情況確實可能與自律神經失調有關，不論是觸發症狀或加重症狀，壓力可能會讓交感神經持續處於「戰鬥或逃跑」的狀態；不規律的作息會干擾我們的生理時鐘；過多的刺激性飲食可能讓身體難以放鬆；缺乏運動也會讓我們的自律神經失去應有的平衡……這些全都可能是失調的風險因子，甚至有人將它們視為失調的「元凶」。

但事實上，這些因素並不總是失調的主因，也並不具備絕對的影響力。在我的臨床經驗中，很多自律神經失調的病例，根本找不到明確原因。

除此之外，即便是生活習慣極其健康的人，也可能無緣無故出現自律神經失調的症狀，有些人天天規律運動，飲食得當，早睡早起，依然會有心悸、失眠、焦慮等症狀。而反過來，有些日夜顛倒、作息混亂的人，身體卻依然能保持自律神經的穩定。

這些情況讓我們不得不重新思考：自律神經失調的發生，真的有那麼明確的原因嗎？

自律神經失調「不」總是有原因

過去二十年中，我接觸過逾14萬名自律神經失調的患者。這些患者來自不同背景，生活習慣也不一樣。當中有人三餐正常，生活節奏規律，熱愛運動，固定進行健身和瑜伽練習，有人則幾乎不運動，作息不規律。你可能會理所當然地認為，規律健康的生活方式，應該是防止自律神經失調的最佳手段，對吧？但事實卻是，無論這些人的生活習慣有多麼健康，當中有些人依然會經歷自律神經失調的折磨。

○規律作息的年輕工程師

小王是我診所裡一位年輕的工程師，二十八歲，生活習慣幾乎可以說是「模範生」級別。他每天早上六點準時起床，固定跑步五公里，然後吃一頓營養均衡的早餐。工作時他非常專注，按時吃午餐和晚餐，晚間九點半就會準時入睡。

按理說，小王應該是一個身體狀況極佳的人，但幾個月前，他突然出現持續的心悸和失眠。他感到十分困惑，認為自己生活規律，沒有任何劇烈的工作或生活變化，但卻突然遭遇這種無法解釋的身體失調。各種檢查結果都顯示他的身體機能正常，但自律神經失調的症狀卻讓他苦不堪言。

小王已經過著「健康的生活方式」，但他依然無法避免自律神經失調的困擾。

○高壓工作的高階主管

李總是某家跨國企業的高階主管，平日工作負擔極大，長期處於高強度的工作節奏中。李總的作息十分混亂，經常熬夜應付全球各地的會議，幾乎沒有規律的運動習慣，飲食也常常隨便應付。雖然他經常感到疲倦，但長期的壓力和繁重的工作讓他無暇顧及自己的健康。某天，李總突然感到頭痛欲裂、心跳急促、甚至無法集中注意力，這讓他不得不來到診所檢查。

儘管兩人生活方式完全不同，一個是過度規律、一個是過度混亂，但結果卻是相同的：自律神經的失調。

○壓垮全職媽媽的照顧生活

身為全職媽媽的陳太太，日常生活的重心幾乎都放在照顧孩子和家庭上。

她的生活看似平靜，其實內心時常感到壓力，因為需要同時應對家務、育兒、照顧老人家等繁瑣事務。陳太太的作息尚稱規律，但幾乎沒有運動的時間，經常感覺身體疲累不堪，難以恢復。症狀突如其來出現在她身上：無法入睡、焦慮、胃部不適，還伴隨著莫名的心跳加速。她初次來診所就診時，最擔心的就是自己是不是得了什麼重大疾病，畢竟還有一大家子的人需要她照顧。幸而檢查結果顯示，她的身體並無大礙，只是自律神經系統已經失調，讓她的日常生活變得更加艱難。

很顯然的，無論生活習慣與狀態如何，人人都還是有可能經歷自律神經失調。小王生活規律而健康，依然有自律神經失調的困擾；李總的狀況則是工作負擔過大；王太太的生活表面看似平靜，內在卻也波濤洶湧……

這一切，都讓我們不得不開始認真思考：自律神經失調的原因，真的是我們之前所想的那些因素嗎？

人們總是會試圖為疾病尋找原因，這是因為希望能掌控一切。當身體出現問題時，會不自覺地想：「是什麼導致這種情況？我是不是做錯了什麼？」這是一種出自於控制感的需求，因為人們下意識地認為，只要能找到原因，就能防止問題再次發生。然而，自律神經失調的情況卻沒有這麼簡單。身體是一個高度複雜的系統，失調的原因有時根本無法追溯，甚至可能找不到任何具體誘因。

與其執著於「為什麼」，不如專注於「怎麼辦」

自律神經的失調並不是總有一個明確的「犯人」。有時候，它就像一場突如其來的暴風雨，不管你有多麼謹慎，失調依然會發生。同樣的，既然很多自律神經失調沒有具體的原因，那麼，與其窮追猛打地去找出「為什麼」失調，不如把焦點放在「如何治療」。

我們對「原因」往往會有一種過度的執著，這是因為我們認為，只要知道自己做錯了什麼，就可以避免未來再犯。然而，事實卻是，即便找不到原因，我們依然可以找到治療的方法，幫助自律神經重新恢復平衡。

因此，我的建議一向是應該將重點轉向「怎麼做才能讓身體好起來」，而不是糾結於過去發生什麼。治療自律神經失調的核心，是幫助身體找到平衡，這可能包括生活習慣的調整、壓力管理，以及適當的放鬆訓練，然而更重要的是，我們應該認識到，自律神經失調的發生，有時並不受我們所控制，但我們能學習如何應對，讓身體得以逐步恢復。

接受自律神經失調的無原因性，不是放棄，而是學會適應與調整，失調可能沒有明確原因，但這並不妨礙我們找到最適合的康復方法。

自律神經失調就像是身體發出的信號，提醒我們需要進行調整。即使無法掌控身體的每一次反應，但可以採取積極措施恢復平衡。無論是透過藥物、飲食、運動或調整生活節奏，重點應該放在如何治療和康復，而不是追尋一個具體的「原因」。

理解自律神經的運作，接受失調的偶然性，我們就能找到合適的治療方案，幫助身體逐步恢復平衡。

自律神經失調並不是單一因素造成的結果，而是多重生活情境下的長期累積所造成

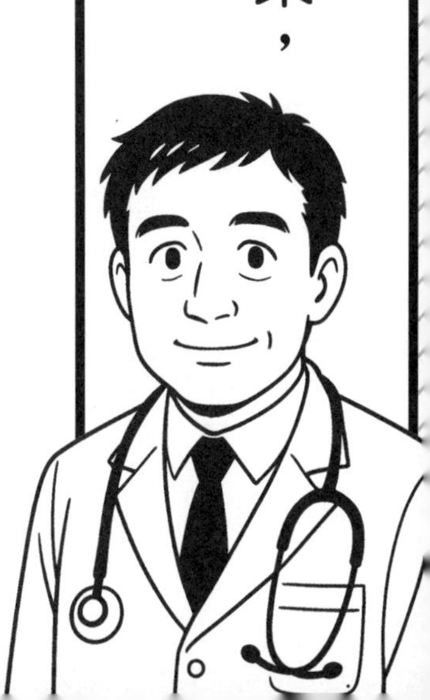

自律神經失調的發展十分折磨人

每位自律神經失調患者的情況各異，失調有時難以用簡單的言語描述，因為很多外人看不見的細節，正是失調者無法擺脫、且影響甚深的困擾。

「不明顯」的「過度壓力」，外人難以同理

很多自律神經失調的患者表示，自己的日常生活並不輕鬆，但這種沉重不總是顯而易見，可能來自一些日常瑣事，像是日復一日處理同樣的工作、照顧家庭，或者長期承擔過多責任，或者根本

說不上來，也沒來由。然而，這些在身體內部一點一滴的累積起來，卻可能逐漸打破交感神經與副交感神經的平衡。

在臨床上，許多自律神經失調患者經常感到莫名害怕，卻無法具體形容到底害怕什麼，因為不見得有明確事件或訊號。他們會感受到莫名心跳加速或胸口發緊，明明並不身處任何讓人焦慮的情境，但身體卻像是在面對某種看不見的危機。正因為一切看起來似乎「很正常」，所以在外人眼裡，常常會覺得難以理解。

生活的微小變化就可能引發極大不適感

對於敏感、敏銳的自律神經失調者來說，生活中任何微小變化都可能會引發極大的不適。因此，即便是處在日常作息，對於患者而言，也許便是沉重的負擔。舉例來說，明明應該是最放鬆的夜晚時分，卻遲遲無法入睡，心跳持續加快；明明感到疲憊不堪，卻一直無法真正放鬆下來。

早晨醒來時，自律神經失調的人往往無法精神飽滿地開始新的一天。相反的，他們的疲勞持續累積、全身沉重、頭昏腦脹，彷彿從未真正休息過；即便前一晚已早早上床，有充足的睡眠，也無法很好地恢復精力。

真實的生理不適被誤解成「想太多」或「焦慮過度」

自律神經失調的朋友會面臨的另一種挑戰，是外人往往難以理解他們的身體反應——並非或不僅僅是心理壓力的表現，而是真實存在的生理現象。

舉例來說，他們可能會突然出現頭暈、心悸、胃部不適或莫名的手腳冰冷，而這些症狀並非總是有明確的外在觸發因素。

自律神經失調患者可能在某個平靜的場合裡，突然感到呼吸困難或胸口有壓迫感。由於他們的症狀不一定與當時的情境有關聯，因此，症狀的出現不只讓當事人感到困惑與無助，也可能讓身邊的人認為，他們的不適是因為「想太多」或「焦慮過度」。

被日常的無聲壓力緩慢侵蝕

自律神經失調者常常生活在無聲的壓力中，這種壓力不像緊急事件那樣強烈且明顯，而是持續且緩慢地侵蝕他們的身體機能。

長時間處於無法放鬆的狀態，令人經常感到注意力無法集中，即便外在環境安全、寧靜，也無法找到內心的平靜……也因為如此，很多自律神經失調患者會形容自己彷彿是一部「無法關機的機器」，一直停不下來。

最困難的部分是，這種無聲又持續的壓力並沒有具體的原因或明確的時間點，它隨時有可能出現，並且悄悄又顯著地干擾生活。

自律神經失調的「潛伏期」

自律神經失調並非一夕之間出現，它的發展過程常常是隱性的，甚至可能有一段長達數月甚至數年的「潛伏期」。

在潛伏期期間，自律神經失調患者可能只會偶爾感到不適，但由於症狀並不嚴重，持續時間也不長，所以很容易被輕忽。

這些早期症狀包括偶爾的疲憊、失眠或胃腸不適。隨著時間的推移，症狀可能逐漸累積，變得愈來愈難以忽視。

當這些症狀逐漸成為生活中的常態時，自律神經失調患者會陷入一種難以打破的惡性循環，身體也愈來愈難以自行恢復平衡。

累積效應：日常生活中的困境

長期未處理的自律神經失調往往會導致累積效應。身體的各個系統逐漸被牽連，從最初的小小不適發展成為難以忍受的持續困擾。

自律神經失調患者不僅身體上受到影響，心理上也容易因為持續的症狀而產生焦慮，因此又進一步加重自律神經的失衡。

這種惡性循環，會讓患者的生活品質逐漸下降，無論是在工作中、與家人相處或一個人的獨處時光，都難以擁有真正的放鬆時刻。

儘管有時症狀看似輕微，甚至有時候連患者自己都難以正視自己的感受，然而，這些問題如果不處理，長時間累積下來，必然對生活造成深遠影響。

CH 3

自律神經失調
想得到與想不到的症狀

傳統療法難以根治病痛的原因

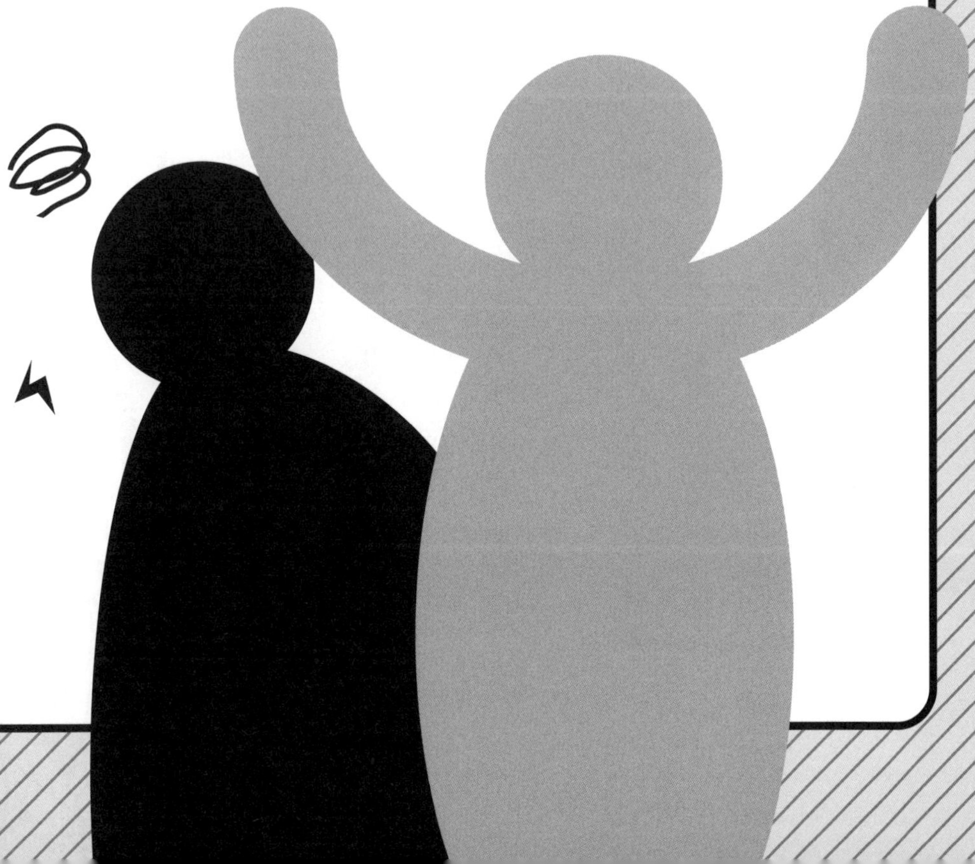

自律神經失調症狀變幻無常，難怪很多醫生找不到原因

自律神經系統負責調控身體內幾乎所有自動運作的生理功能，從心跳速度到呼吸深淺，從腸胃蠕動到睡眠調節。當這個精密的系統出現失調時，身體的反應並不侷限於某個特定器官。

事實上，自律神經失調影響的不僅是某一個器官，而是同時在全身多個系統中引發一連串的症狀，這些症狀看似無關，卻有著共同的根源——自律神經系統的失衡。

自律神經失調的症狀通常變幻無常，讓患者難以預測或控制。有些人在靜止不動時突然心跳加速，有些人在沒有外部刺激的情況下感到頭部壓迫、視力模糊或消化不良，這種難以捉摸的特性，使得自律神經失調成為一種容易被忽視卻廣泛存在的健康問題。

接下來，我將進一步探討自律神經失調引發的各種症狀，從心臟與呼吸系統的紊亂，到頭部不適、肩頸肌肉的緊繃，再到消化系統的異常和全身性的疲勞感……

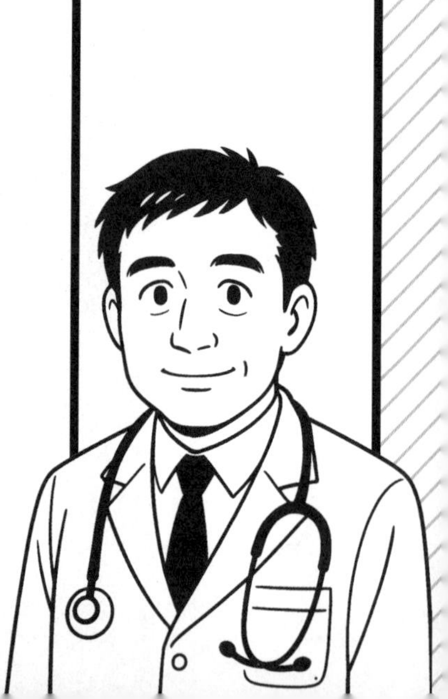

透過這些症狀的深入剖析，你將能更清晰地了解自律神經失調如何影響身體的各個方面。

症狀❶心臟與呼吸系統的紊亂

心臟與呼吸系統的問題，是自律神經失調中最為典型的症狀之一。很多患者會突然感到心跳加速或胸口有壓迫感，甚至出現呼吸不順暢的情況。這些症狀並非由心臟或肺部的結構問題所引起，而是因為自律神經無法有效協調心臟跳動與呼吸節奏，導致身體感到脫節。患者常會描述一種「心臟好像要從胸口跳出來」的感覺，有時伴隨胸口刺痛、胸悶或喘不過氣。

這些症狀經常在患者靜止不動時出現，所以令當事人感到更加疑惑，因為這與體力活動後出現的心跳加速完全不同。部分患者甚至會在睡眠中感到心跳異常，突然驚醒後，呼吸不順暢或窒息感讓他們更加不安。

心臟與呼吸系統的不穩定，往往由自律神經的交感與副交感神經失衡所引起。交感神經通常負責令心跳「加速」，而副交感神經負責「減速」。當這兩者之間的協調出現問題，患者的心跳和呼吸節奏就會脫軌，進而引發胸悶、心悸、呼吸困難等問題。這些症狀來去無蹤，讓人難以預測何時會再次發生、發生頻率為何，不確定性也加重患者的焦慮感。

症狀❷頭部與肩頸肌肉的緊繃與疼痛

自律神經失調者常常感受到頭部的不適，具體症狀可能為頭痛、頭暈，甚至延伸到頸部和肩膀的緊繃感。這些感覺有時不像傳統的偏頭痛那樣能具體定位，而是更為擴散的壓迫感，讓患者感覺頭部沉重或頭皮緊繃。這類症狀與頭部的血管調節失常有關，當自律神經系統無法正常管理血流時，會讓頭部感到像是「被什麼壓著」。除了頭部，肩頸肌肉的緊繃也是常見症狀之一。患者可能會感到頭部僵硬、肩膀沉重，這些症狀常被誤以為是單純的姿勢問題，但這其實是自律神經失調所導致的肌肉張力過度。很多患者經常形容自己的肩頸像是「背著無形的重量」，這種緊繃感可能持續一整天，甚至影響睡眠品質。頭部和肩頸部問題在自律神經失調中十分普遍，因為這些部位的神經和血管受到自律神經直接控制。當自律神經系統無法正常工作，這些區域的神經調節便隨之失靈，導致長期肌肉緊繃和血流不暢。

症狀❸消化系統的紊亂

消化系統也是自律神經失調的受害者之一。當自律神經系統失衡時，胃腸道的運動和分泌功能會變得異常，從而引發一系列消化問題。常見的症狀包括噁心、腹脹、胃酸逆流、便祕或腹瀉。很多患者會在進食後感到胃部不適，有些則描述持續的胃部灼熱感或無法順利排便。

這些消化系統的問題，有時候並不單純是由飲食習慣所引發，而是自律神經無法有效調節胃腸的蠕動和消化液的分泌。正常情況下，副交感神經應該在進食後加強胃腸的活動，促進消化和吸收，但當自律神經失調時，這一過程會變得紊亂。胃腸道若不是過度活躍而導致腹瀉和胃酸逆流，就是因活動不足而導致便祕和腹脹。

有些患者即使在飲食極為健康且規律的情況下，依然無法避免這些不適，這正是自律神經失調的典型表現。消化系統紊亂不僅影響身體，還會進一步加重患者的心理壓力，形成惡性循環。

症狀 4 睡眠障礙與全身疲勞

自律神經失調最具破壞力的影響之一就是睡眠問題。許多患者雖然感到極度疲憊，卻無法進入深度睡眠，他們往往描述自己難以入睡，即使睡著，也容易多夢、淺眠，早上醒來時，會感覺自己幾乎沒有休息過，這讓患者在白天疲倦乏力，進一步影響了日常生活和工作。

睡眠障礙和全身疲勞之所以與自律神經失調密切相關，是因為自律神經系統直接控制身體的生理節奏。當失調發生時，患者的生理時鐘會被打亂，無法正常調節睡眠與清醒的狀態。這種失衡導致即便身體極度需要休息，也無法達到真正的放鬆和恢復。

除了睡眠問題，很多患者還會感受到全身性的疲勞感，即使經過長時間休息，這種疲勞感也無法完全消除。這是一種更深層次的體力耗竭，讓患者感覺自己的能量在不斷被消耗，而無法得到補充。這種疲勞感往往伴隨著其他症狀，讓患者在身心上都陷入困境。

我的臨床觀察，多變的失調症狀全解析

自律神經系統支配身體的許多功能，從心跳、呼吸到消化……無不受到它的影響。因此，當這個系統失調時，症狀表現也可能從頭到腳、裡裡外外，甚至超出一般人的想像。多年臨床觀察得知，自律神經失調的表現不僅僅是心悸、頭暈等常見症狀，還有許多讓人意想不到的細微變化，這些症狀在日常中可能會被忽略。為了幫助讀者全面了解自律神經失調，以下整理出症狀清單，包含常見與少見的臨床表現，期望透過這些分享，協助有相似困擾的人更早發現問題，及時接受適當的診斷與治療。

心血管系統症狀

○**心悸：**心跳異常加速，有時在靜止狀態下也會感到心臟跳動劇烈，甚至引起恐慌。

○**血壓不穩：**血壓會忽高忽低，常伴隨頭暈或眼花，讓人感到站不穩。

○**胸悶：**胸口有壓迫感，即使檢查結果顯示心臟沒有問題，也經常感覺胸口沉重。

○**頭暈或近似暈厥感：**突然覺得頭暈目眩，像是快要暈倒的感覺，特別是在天氣炎熱或情緒波動時加劇。

神經系統症狀

○**頭痛：**包括偏頭痛、緊張型頭痛等。

○**耳鳴：**耳中常有嗡嗡聲或其他異常聲音，即使在安靜的環境下也會出現，對生活產生干擾。

○**手腳顫抖：**持物或出力時，手或腿會輕微或顯著抖動。

○**視覺模糊：**視線模糊、畏光、眼睛酸澀、流眼淚。

呼吸系統症狀

○呼吸困難：呼吸變得淺而急促，甚至在深呼吸時也覺得胸口無法完全放鬆。

○過度換氣：無意識地開始快速呼吸，導致胸悶感加重。

○夜間呼吸中斷：在睡眠時突然有窒息感，常常因此驚醒並感到喘不過氣。

消化系統症狀

○胃腸功能異常：包括食欲下降、腹脹、便祕或腹瀉等狀況，並且會持續一段時間。

○胃食道逆流：常有胸口灼熱或食物逆流的感覺，即使沒有飲食問題也可能會出現。

○腹痛：不明原因的腹痛，無法查出具體的腸胃病因。

睡眠問題

○失眠：難以入睡或容易醒來，且醒來後難以再入睡。

○淺眠：即使睡著，也覺得睡眠品質不佳，整晚多夢而缺乏深層的休息感。
○早醒：在清晨時提早醒來，無法再次入睡，即使不想起床也無法繼續休息。

情緒和精神狀態

○焦慮：無原因的焦慮感覺，或是有過度恐慌的情況發生。
○情緒波動：情緒不穩，容易煩躁或壓抑，甚至對日常事物失去興趣。
○專注力不足：無法專注於工作或日常活動，覺得容易分心。

排尿與生殖系統

○頻尿：無感染症狀的頻繁排尿，常在夜間也需要起床上廁所。
○尿急：突然的尿意，即使尿量不多也難以忍住。
○性功能減退：性欲降低、行房不適，甚至會出現性功能障礙（過度敏感而早洩、勃起障礙），常伴隨焦慮情緒。

皮膚與體溫調節

○多汗或少汗：即使天氣不熱，手掌可能會過度出汗，或是在天氣炎熱或運動後也不容易出汗。

○手腳冰冷或燥熱：四肢溫度不穩，無法隨環境變化而自然調節。

肌肉與關節問題

○肌肉僵硬：特別在肩頸部位，感到僵硬且難以放鬆。

○關節疼痛：經常性的關節不適，特別在起床後或久坐後。

口腔與咽喉問題

○口乾：口腔乾燥，唾液分泌減少，甚至導致嘴唇乾裂。

○喉嚨異物感：總覺得喉嚨有東西卡著，但實際沒有阻塞。

更多意想不到的症狀

自律神經失調的症狀不僅限於上面列出的常見表現，還包含一些讓人意想不到的細微症狀，這些症狀看似與自律神經無關，但實際上有時恰恰是警訊：

○**異常食慾變化**：食慾忽然增強或下降，甚至出現暴食行為。

○**頻繁打嗝或乾嘔**：容易胃部不適，特別在清晨或空腹時，常有噁心感甚至想乾嘔。

○**突然的疲勞感**：即使沒有劇烈活動，也會在白天覺得精疲力竭。

○**聲音沙啞**：常常無法控制聲音的沙啞，容易失聲，無明顯的原因。

○**皮膚瘙癢或紅疹**：無明顯原因的皮膚癢，常在夜間出現，甚至伴隨紅疹。

○**經常咬傷舌頭或口腔**：即使小心，也時常因咬舌或咬到口腔內壁而受傷。

○**肌肉無力與抽搐**：某些時候感到手腳無法使力，或簡單動作變得吃力。偶有肌肉輕微抽搐，特別是在眼皮或手指部位。

自律神經失調的症狀可能遍及體內多個系統，有些輕微且容易被忽視，倘若多個症狀同時發生或影響到生活，務必尋求專業醫師的診斷與協助，更精確地評估、商議可能的治療方向，並搭配生活方式的調整，以減輕症狀、改善問題與提升生活品質。

多重症狀交織帶來診斷上的困擾

在診所中，我經常遇到患者描述一系列看似無關的症狀，但在深入了解後，這些症狀都與自律神經失調有關。這些患者的症狀並不侷限於某一個部位，而是全身性的多系統反應。

小李是名三十多歲的辦公室工作者，經常感到胸口悶痛，尤其是當他靜靜坐著休息或入睡時，這種感覺尤為強烈。同時，他的呼吸也變得不順暢，彷彿隨時會窒息。他進行多次心臟科檢查，結果都顯示正常。最終，他被診斷為自律神經失調。正是自律神經在調控心臟與呼吸時無法有效協調，導致了這些看似無關的症狀同步發生。

另一位患者則受到胃腸道不適和頭痛的困擾。

小美經常在飯後感到腹脹，時不時伴隨胃酸逆流的症狀。同時，她的頭部也常常感到一種無法解釋的緊繃感。儘管進行多次檢查，都找不出消化系統的明顯病變，最後在我這裡診斷為自律神經失調——正是自律神經在管理消化和神經系統時出現紊亂，才導致小美身體多處不適。

這些患者的經歷顯示自律神經失調的多系統影響，不同患者可能表現出不同症狀，雖看似分散，但實際上所有這些反應都源自同一主系統的失衡。從心悸到呼吸的窒息感，從頭部的沉重壓迫到消化系統的不適，不同部位的反應，共同表現了自律神經系統在協調全身運作時所遇到的困難。

正因為自律神經負責調控這些不同的身體系統，所以當失調發生，症狀可能同時出現在多個部位，甚至相互影響。這會讓許多患者困惑不已，因為每個症狀看似單獨存在，實際上卻都指向身體自動調節機制的崩壞。透過對這些症狀的認識，我們不僅能及早發現自律神經失調的徵兆，還能更全面了解這個系統如何在我們日常生活中發揮作用。

認識這些症狀的多樣性和共通性，就能更好地採取行動來調整和恢復身體平衡。了解每個系統如何受到自律神經的影響，是走向治療和康復的關鍵。識別這些症狀後，及時採取行動尤為重要，包括尋求專業診斷，並進行身體調理和生活習慣的改變，這些都能幫助我們恢復身體的平衡。

自律神經失調可能是常見疾病的背後原因

在門診中，我常常遇到一些患者，他們來找我時，手裡已經拿著其他醫生的診斷報告：「醫生說我是梅尼爾氏症」、「胃腸科說我有腸躁症」、「泌尿科醫生說我這叫膀胱過動症」，然後，他們會接著問我說：「郭醫師，這些病是不是治不好了？」每每聽到患者這樣說，我總是感到既心疼又佩服。

他們當中大部分人都已經走過漫長而艱難的求醫之路，歷經無數檢查和診斷，症狀卻仍如影隨形。他們一次次向醫學求助，尋找解開身體不適的鑰匙，並期望能找到治療方案，即便經歷過一次又一次的失望，依然沒有放棄希望。

事實上，許多患者被診斷出的疾病名稱，如梅尼爾氏症、腸躁症、膀胱過動症等，在某些情況下，只是自律神經失調的「同義複詞」。這些疾病的名字聽起來似乎是完全不同的病症，但它們的根源往往都與自律神經系統的失衡存在密切關聯。

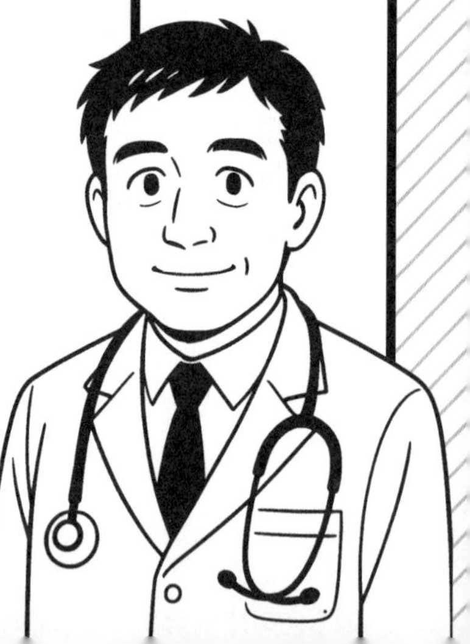

疾病❶眩暈、耳鳴和聽力減退——梅尼爾氏症

困擾很多人且日益常見的梅尼爾氏症，是一種影響內耳的疾病。患者會突然感到劇烈眩暈，彷彿世界在不停旋轉，讓他們失去平衡，甚至無法正常站立。耳鳴和聽力減退常常伴隨眩暈而來。

這些症狀讓人感到非常惶恐與無助。很多人描述耳朵像是塞住了，無法聽清外界聲音，有時甚至還會感到耳朵內有壓力或疼痛。

內耳的平衡功能和聽覺系統受到自律神經的影響，尤其是內耳血流的調節。如果自律神經失調，內耳的血流和壓力就可能出現異常狀態，導致內耳的訊號傳遞受到干擾，引發眩暈、耳鳴等等症狀。因此，在某些情況下，梅尼爾氏症可能不是耳部的結構性問題，而是自律神經系統在內耳的調控方面出現問題。

如果梅尼爾氏症是由自律神經失調所引起，那麼調理自律神經就能幫助症狀得到緩解，例如透過壓力管理、飲食調整和適當的運動，促進自律神經的平衡。

如果經過耳鼻喉科檢查後，發現內耳有結構性問題，則需要針對內耳的治療（譬如藥物控制或手術）來改善梅尼爾氏症。

疾病❷不聽話的腸胃——腸躁症

腸躁症（ＩＢＳ）是一種常見的功能性腸胃疾病，患者可能經歷反覆的腹痛、腹瀉或便祕，這些症狀有時伴隨著脹氣或胃部灼熱。腸躁症的患者經常形容自己有一個「不聽話」的腸胃，無法預測下一次不適何時會來臨，這讓他們在生活和社交中備感壓力，甚至害怕外出用餐。

當我們談到腸道運作時，自律神經系統扮演著非常關鍵的角色，因為自律神經系統中的副交感神經和交感神經共同調控腸道蠕動和分泌功能。

副交感神經負責促進腸道的正常蠕動與消化液分泌，讓腸胃能有效地進行食物消化和吸收。在我們放鬆或進食時，副交感神經會啟動，促進腸道的活躍運動，確保食物順利移動並且被消化。

交感神經則負責抑制腸道活動，這在我們處於緊張或危機狀態時尤為重要。在面對緊急情況時，交感神經會減緩腸道的蠕動，將身體能量優先分配給其他應對壓力的系統，這也解釋了為什麼很多人在壓力大或情緒不穩定時，會有消化不良或便祕的情況。

當自律神經系統失調時，這兩套神經的協調作用就會出現問題。腸道的蠕動和消化液分泌可能變得太敏感，導致過度蠕動而引發腹瀉，或是蠕動不足而造成便祕。這些消化功能的紊亂，反映了自律神經對腸道運作的直接影響。

疾病❸老是跑廁所——膀胱過動症

膀胱過動症令人容易頻繁地感到有尿意，儘管剛剛才上過廁所，很快就又覺得膀胱「滿了」，不得不再次去排尿。這種情況會嚴重影響日常生活，讓人無法遠離廁所，甚至在社交場合中感到尷尬不已。許多人形容這種狀況就像膀胱變得「超級敏感」，一點點尿液就讓他們有「必須馬上去廁所」的感覺。

膀胱的排尿功能由自律神經系統管理，自律神經就像一個「開關」，控制我們何時該排尿、何時能忍一忍。通常當膀胱漸漸裝滿尿液時，自律神經會告訴我們「還可以再等等」，直到真正需要排尿時才發出訊號。

然而，當自律神經失調時，這個「開關」可能出現問題。就像人在緊張時會突然有「屁滾尿流」的感覺，這是因為自律神經誤判情況，讓我們覺得膀胱已經滿了，迫不及待地想上廁所，但實際上，膀胱根本沒有裝滿，這種頻繁的尿意是自律神經系統的錯誤訊號所致。

自律神經失調會讓膀胱的感受器過度敏感，錯誤地發出「膀胱滿了」的訊號。結果是，患者可能一再跑廁所，但每次的尿量都很少。這並不是膀胱本身的問題，而是神經傳遞的訊號失常，讓排尿變得難以控制。

如果懷疑是自律神經失調導致的膀胱過動症，首先應該去醫院做檢查，排除膀胱或泌尿系統的結構性問題。如果檢查結果顯示膀胱並無器質性病變（器質性病變就是身體器官或組織結構上發生了實質性的損害或改變，這種損害通常是可以透過影像學如X光、超音波、核磁共振——或實驗室檢查發現，並且有明確的病理基礎），那麼症狀就很可能是由自律神經失調引起，建議經由自律神經的調節來進行治療。

疾病❹火燒心——胃食道逆流

胃食道逆流（GERD）的主要症狀是胸口的灼熱感和胃部不適，尤其在進食後或躺下時，胃酸會逆流到食道，讓患者感覺到如「火燒心」般的強烈不適，影響日常生活和睡眠，嚴重者可能無法正常進食或休息，教人身心俱疲。

胃與食道之間的括約肌負責防止胃酸逆流，而這個括約肌的運作是由自律神經系統所控制。當自律神經失調時，括約肌會無法正常收縮閉合，導致胃酸逆流進入食道，進而引發灼熱感和不適。

要判斷胃食道逆流是否與自律神經失調有關，首先需要排除胃與食道之間的括約肌是否有結構性問題。醫生通常會進行胃鏡檢查或其他影像檢查，確認是否有器質性損傷或功能異常，如果檢查結果顯示括約肌正常，但患者依然感到胃酸逆流頻繁且症狀波動較大，那麼自律神經失調可能就是原因之一。

疾病❺「永遠充不飽電」——慢性疲勞症候群

如果你常常覺得自己像是「永遠充不上電」的手機，即使經過充足的睡眠和休息，身體依然像是「電量耗盡」那般，隨時處在疲憊狀態，例如你可能在早上醒來時感覺到筋疲力盡，或是即便一整天幾乎沒有活動，依然覺得渾身無力。這種極度的疲勞感嚴重影響你的日常生活，讓工作、社交和家庭生活變得格外困難，那麼，這可能就是與自律神經有著密切關聯的慢性疲勞症候群。

自律神經系統負責人體的「能量管理」，它透過交感神經和副交感神經分配身體的能量。當我們需要集中精神或進行活動時，交感神經會加速心跳和呼吸，讓身體進入「工作模式」，這時能量會被迅速調動，供應給肌肉和腦部等需要能量的部位。

相反的，當我們在休息或恢復時，副交感神經會幫助我們進入「修復模式」，放慢心跳和呼吸，讓身體修復損傷，補充能量。

不過，當自律神經系統出現問題時，這種能量分配的機制就會失調。身體在該修復的時候持續消耗能量，無法有效補充能量；在需要集中能量時，卻感覺處於低電量狀態，這就是為什麼慢性疲勞症候群的患者即使不斷休息，仍感覺疲憊不堪。

這種情況可以比擬為我們日常使用的手機電池，如果沒有正常穩定地充電、供電，就算一口氣把手機充滿電，電量還是會很快耗盡。同樣，當自律神經系統失調，身體的「充電」和「放電」過程出現錯亂，能量就無法有效利用，導致持續的疲憊感。

疾病❻最常見的自律神經失調症狀之一——睡眠障礙

睡眠障礙是自律神經失調中最常見的症狀之一。患者可能會有入睡困難、淺眠、多夢或早醒等問題，即便感到極度疲憊，仍無法進入深度休息。

我已經多次提到，自律神經系統就像人體內的「節拍器」，負責調控我們的生理節奏，這個系統在白天幫助我們保持警覺與活力，到了夜晚，則主導我們進入放鬆與修復的狀態。當「節拍器」故障，身體無法順利從忙碌模式切換到休息模式，彷彿一臺該休息卻無法關機的機器，讓我們即使已經累得不行，也無法真正進入深層睡眠，睡眠量和睡眠品質大打折扣，讓人感覺像是在淺水中漂浮，始終無法安適的休憩。

要改善由自律神經失調引起的睡眠障礙，應從多方面調整，包括建立符合自身生活的作息時間、適度運動和放鬆訓練，這些方式能幫助副交感神經恢復正常運作，讓身體更容易進入休息狀態。此外，提升睡眠環境的品質，譬如調整房間的溫度、濕度、光線等，也對睡眠改善有幫助。

如果這些方法都無法有效改善睡眠問題，就必須尋求專業醫師的幫助。睡眠對健康至關重要，必要的藥物治療有時是最有效的起手式，能幫助你快速恢復正常的睡眠模式，讓身體重回正軌。不必畏懼藥物治療，只要能好好休息，身體就有更好的能力應對其他問題，讓你更快恢復健康。

疾病❼讓人感到快要死掉——過度換氣症候群

經常在毫無預警的情況下，感覺到呼吸急促，甚至會有「快要窒息」的恐懼感，這種情況讓患者感覺自己有如身陷在一個狹窄的空間裡，拚命想吸入更多空氣，但愈呼吸愈難受，像是愈來愈缺氧，胸口受到壓迫、心跳加速、手腳發麻、頭暈——這就是令患者極其害怕的過度換氣症候群，許多人都會形容這種經驗是「感覺自己快要死掉了」。

誘發此症狀的呼吸，是我們人體一種很特殊的生理功能，因為它既能由我們自行控制，也能不帶意識地自主進行。當我們專注於呼吸時，可以主動調節呼吸的頻率和深淺；但當我們沒有刻意去注意時，呼吸又會回歸由自律神經系統調控，正是這種雙向的控制機制，使得呼吸成為自律神經功能中，最獨特的存在。

然而，當自律神經失調時，這種本來應該平衡的系統就會出問題。交感神經過度活躍時，會讓身體誤以為正在面臨威脅，驅使我們加速呼吸，結果反而造成過度換氣，引發胸悶、心跳加快等現象，甚至讓患者感到自己可能即將心臟病發作——這也是為什麼很多人會混淆過度換氣、心律不整或心肌梗塞。

過度換氣現象的核心在於自律神經的失調，特別是交感神經過度活躍，驅使身體進入「戰鬥或逃跑」模式，即使實際上沒有威脅存在，但身體還是在發警報，讓人感覺呼吸不過來、心跳加速、胸悶，進而引發更多強烈的緊張。當自律神經失去正常調節呼吸的能力時，很容易陷入惡性循環，難以穩定下來。

過度換氣症候群與自律神經雖然密切相關，但要確定這種情況是由自律神經引起，首先必須排除其他潛在的健康問題，特別是心臟和肺部的健康狀況；因為胸悶、心跳加速、呼吸急促也可能是上述器官的健康問題所引起。千萬不要一出現類似情況就自以為是自律神經失調，應該立即進行心臟和呼吸系統的專科檢查，排除器質性問題後，再考慮是否與自律神經有關，確保不延誤其他重要的治療機會。

疾病❽自律神經與血壓升高

當血壓升高時，患者常會感到頭痛、頭脹，甚至耳鳴或視力模糊。人在感受到生存危機時，血壓尤其容易突然飆升，很多人會擔心這是否意味著自己患有慢性高血壓。

然而，並不是所有的血壓升高都是由器質性疾病所引起。舉例來說，有些人在醫院測量血壓時，容易因為緊張而暫時升高，這種現象就是所謂的「白袍症候群」或「白袍高血壓」，並不代表患者本身有持續性的高血壓問題，而是身體對環境壓力的一種短暫反應。

血壓的調控，一樣由自律神經系統負責，其中交感神經和副交感神經共同協作。交感神經負責「加速」，在我們感受到壓力或危險時，促使身體進入「戰鬥或逃跑」狀態，此時血管會收縮，血液會流向大肌肉群，讓我們為應對挑戰做好準備。相對地，副交感神經負責「放鬆」，讓我們在沒有壓力時，血管擴張、血壓恢復正常。與呼吸不同，我們無法主動控制自己的血壓——用比較簡單的方式說，我們可以決定自己舉起手時的高度，但無法決定血壓要多高。

當交感神經過度亢奮時，血管持續收縮，血壓因此升高，這種情況不一定是由心臟或血管的病變引起，也可能是自律神經在失衡狀態下所導致。

像這樣的短期血壓升高，可以視為身體對外部刺激或壓力的「戰鬥準備」，讓血液迅速流向肌肉，為身體蓄力以應對潛在的危險，這種機制在面對生存危機時很有用，但如果交感神經長期處於亢奮狀態，血壓也會持續升高，這就會影響心血管健康。

處理因自律神經失調導致的血壓升高，首先需要排除器質性問題，因此，你應該先進行心臟和血管的專業檢查，確認血壓升高並非由器官病變引起。

記住，血壓升高未必等同於慢性高血壓，透過適當的檢查和調整自律神經功能，能有效穩定血壓，改善由神經失調引起的血壓波動，但務必要先排除心臟或其他器官問題，以免延誤正確的治療時機。

正視器質性病變與自律神經失調的平衡

我得不厭其煩地重複強調，並不是所有疾病都能歸咎於自律神經失調。現代醫學檢查的進步，讓我們能準確識別許多器官的器質性病變，這些病變需要針對特定器官進行治療和管理。然而，當排除器質性病變，卻依然存在多種症狀時，就應該高度懷疑可能是自律神經失調，並在確診後針對自律神經進行調理，那麼許多症狀便能大幅改善。

根本問題解決後的改變

當我們從自律神經的角度來看這些疾病時，會發現許多症狀都有共同根源。因此，當自律神經失調得到調理，患者的多種不適症狀常常能同步改善。頭痛減輕、喉嚨不再有異物感、視線不再模糊、心跳恢復正常、胃部不適消失了、排便排尿也變得更加順暢……

這些看似無法治癒的疾病，或許只是自律神經失調在作祟。調整好自律神經，許多病痛便會隨之減輕，對許多求助無門的自律神經失調患者來說，無疑是一道希望曙光。

重新理解疾病名稱背後的真相

對於許多患者來說，獲得一個明確的疾病名稱能帶來心理上的安慰，因為這代表「為什麼我會這樣」有了明確解釋。但疾病名稱只是診斷的一部分，疾病的成因往往更加複雜。自律神經失調並不一定能透過傳統的檢查工具檢測，卻真實存在，而且是許多慢性疾病的根本原因之一。

因此，在排除器質性病變後若依然感到多種不適，自律神經失調就應被列入可能的原因之一。對於勇敢追尋答案的患者而言，找到根源並進行治療，才能為他們帶來真正的紓緩與幫助。

自律神經失調的不適因人而異且反覆無常

自律神經系統就像一個隱形的「總指揮官」，負責管理我們身體內所有自動化的運作，從心跳、呼吸、腸胃蠕動到出汗、血壓調節。這也是為什麼自律神經一旦失調，全身各個部位都可能出現狀況，不適情況從頭痛到胃痛，甚至肌肉緊繃。

每個人的自律神經失調症狀和表現都不盡相同

自律神經失調的症狀千變萬化，有些人可能會覺得總是胃痛，無法好好消化食物；另一些人可能感到心跳加速、胸悶，甚至會以為自己得了心臟病；還有些人會頭痛、頭暈或全身肌肉痠痛。除此之外，這些症狀可能不是單一種，今天是胃不舒服，明天可能變成頭痛，讓人難以捉摸。

這種現象其實可以類比成一個交通號誌系統故障的城市。某一天，這座城市的紅綠燈系統崩潰

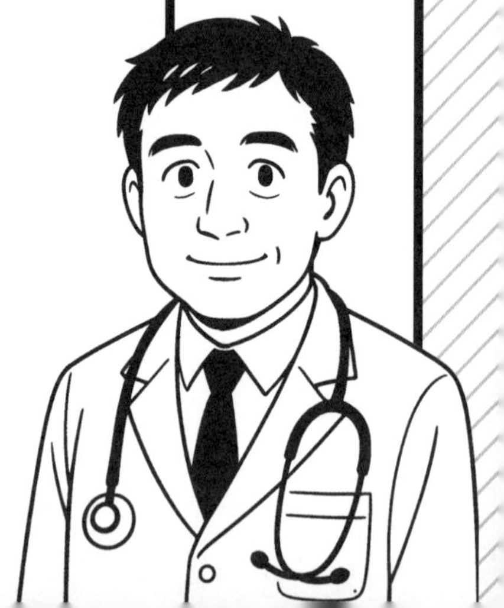

了，於是有些路口的車輛擁擠不堪，無法順利通行；而其他路段的車輛則毫無章法地亂竄。同樣地，自律神經失調的患者可能一時感覺心悸，過了一陣又變成頭痛或胃痛，這就是自律神經對全身系統的錯亂管理所導致。

一個系統失調，卻影響全身

因為自律神經系統遍布全身，這個系統的任何失調都會對我們的身體產生廣泛影響。譬如一位患者可能因情緒波動先感到心跳加速和胸悶，隨後胃部不適，甚至感覺到呼吸急促，這是一種典型的「連鎖反應」。不同的系統彼此影響，讓患者經歷一系列看似無關、實則環環相扣的症狀。

好比骨牌效應，一個問題觸發另一個問題，最終導致全身性不適。患者常常感到不知所措，因為症狀來得毫無預警，並且難以預測下一次會在哪裡發作。

事實上，這些全身反應也使得患者需要同時面對多位醫科專家的診斷，例如有人可能會因為長期的頭痛或胃痛，而求助於腦神經科或腸胃科專家，卻遲遲找不到解決方法。原因就是這些症狀並不單純由局部器官引起，而是全身系統的問題。

CH 4

治療自律神經失調
你應該知道的事

尋求專業醫療的注意事項

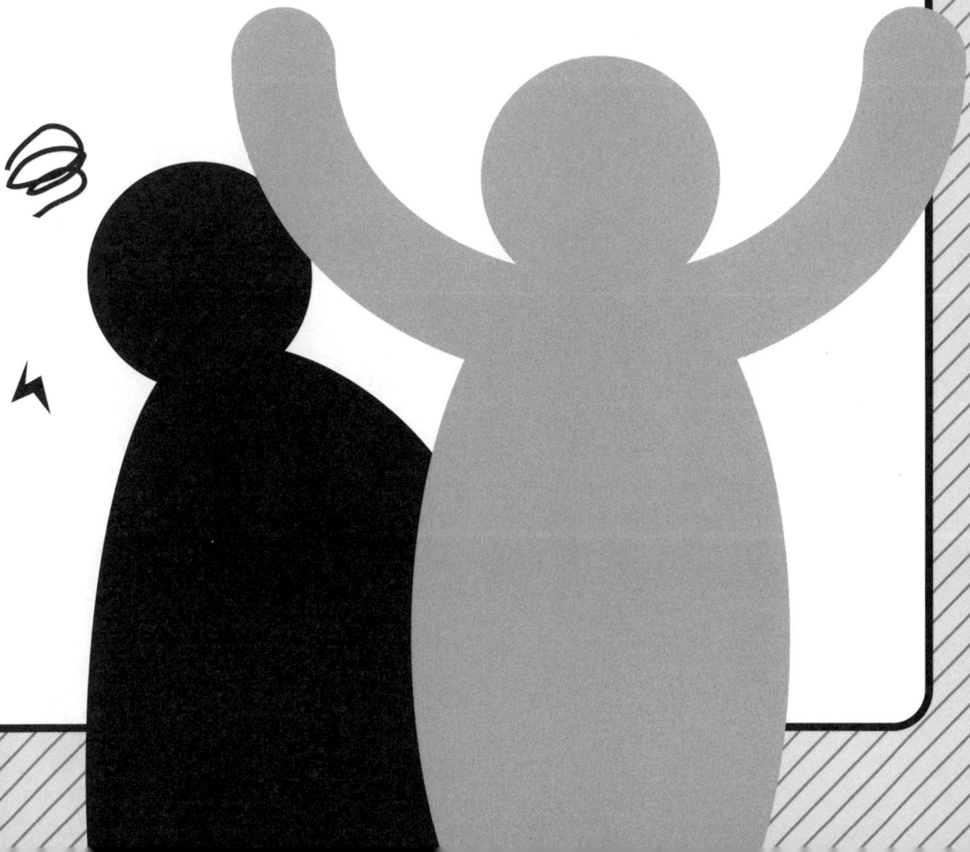

注意事項①

什麼時候應該尋求專業醫療協助？

儘管調整生活方式有助於改善自律神經失調，但當症狀影響日常生活，尋求專業醫療的診斷和治療依然最為重要。自律神經系統的調節需要專業評估，尤其是出現多種症狀時，醫師能協助釐清問題，並針對不同症狀給出具體治療方案。同時，亦會針對每個患者的具體情況調整治療計畫，可能會包括藥物或物理治療，以幫助自律神經恢復正常運作。理解「自律神經失調往往是全身症狀的根源」這一點，有助於患者找到解決方法，專業的醫療評估可以幫助確認這些不適是否與自律神經有關。一旦確認是自律神經失調所引發，接下來，只要能好好調節這個系統，無論是透過專業治療或生活習慣的調整，其實都能有效緩解多種症狀。但有時症狀真的太多、太雜亂，常常讓人找不到頭緒，難以辨別——這就是為什麼需要尋求醫師專業協助，同時，這也是對自己的健康負責的最好選擇。別讓這些問題不斷困擾你，找到病因並開始處理，身體就會慢慢回到健康的軌道上。

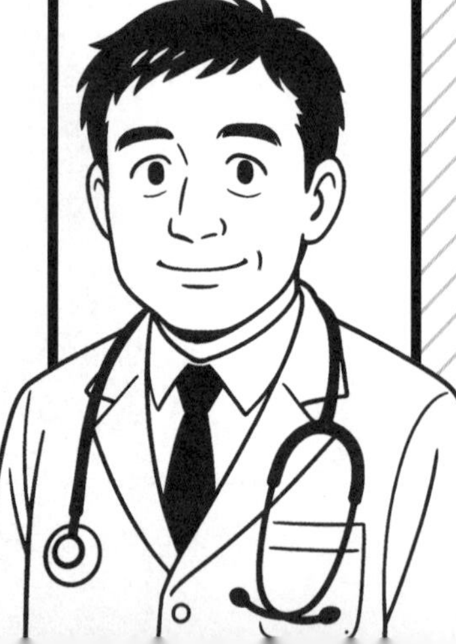

注意事項②

如何確認你的症狀？自律神經失調的自我檢測與專業診斷

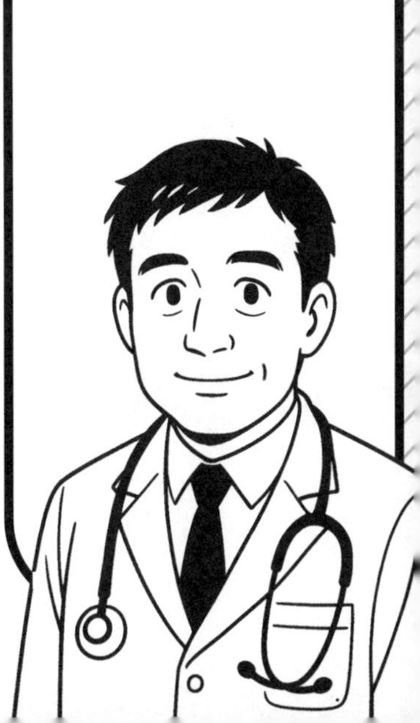

自律神經失調是一個很複雜的問題，為什麼這麼說？因為它影響全身各種機能，從心跳、呼吸到消化、排尿等方面，幾乎無所不涉。很多人可能已經看過好幾位醫生，進行不同檢查，卻始終找不到一個明確的答案，那我們又要如何判斷自己的問題是否與自律神經失調有關？

不用擔心，接著我將分享一些自律神經失調的自我檢測方法，並提供尋求專業治療的指引。

從日常生活的線索發現異常

其實，我們的身體經常會給出一些小線索，提醒你自律神經可能出了問題：

○早上起床後仍然感覺疲倦：即便前一晚睡眠時長充足，醒來後仍然覺得體力無法恢復，這可能是因為自律神經系統在夜間未能幫助身體進入深層休息狀態。

○突然的心跳加速或呼吸急促：你是否曾在毫無徵兆的情況之下，突然感覺心跳加快，甚至呼吸困難？這可能是交感神經過度活躍，使你的身體進入「戰鬥或逃跑」模式。

○腸胃不適：你是否經常感到腹脹、消化不良，或是排便困難？當身體的自律神經失調時，副交感神經可能無法正常促進腸道蠕動，這就會讓消化系統出現問題。

這些日常生活中的「小毛病」，往往會被忽視或歸咎於壓力、疲勞、焦慮等其他原因。雖然壓力確實是影響自律神經的重要因素，但更深入了解自律神經的作用及失調的細節，將有助於我們更準確地識別這些問題。

實用的自我檢測技巧

除了日常生活的身心變化，還有一些簡單的小測試可以幫助我們了解自律神經的狀態，初步判斷自律神經是否失調。

○心率變異性測試：即觀察自己的心跳。找一個安靜的地方，閉上眼睛，深呼吸幾次，然後感受自己的心跳。如果你的心跳在深呼吸時變慢，這意味著副交感神經在發揮作用；如果心跳不規律，或者沒有明顯變慢，可能意味著你的副交感神經沒有正常工作。

○冷熱水測試：自律神經控制著我們皮膚的血管擴張與收縮，這與血流量和體溫調節有關。你可以嘗試將手泡在冷水中幾秒鐘，再放進熱水中。如果你的手對溫度變化反應慢或感覺異常，也有可能是自律神經的調節功能出了問題。

○站立測試：站起身時，感覺自己是否有瞬間的輕微頭暈或眼前發黑？這也是自律神經未能及時調節血壓的表現。自律神經應該在你站立時迅速調整血壓，讓你不會感覺頭暈。

請大家注意：這些檢測只是初步的自我觀察，並不能取代專業醫療檢查。如果發現自律神經失調症狀持續出現，建議儘早尋求專業醫生的幫助。

專業診斷的精細檢查

有時候，哪怕我們進行了再多自我檢測，還是無法確定問題出在哪裡。這時候，尋求專業的醫療協助非常重要。醫生會根據你的過往病史和症狀，進行更詳細的診斷和檢查，以排除其他可能的原因，判定是否為自律神經失調。

○**心電圖檢查**：醫生可能會使用心電圖檢查你的心臟是否有異常反應，這能幫助確認，是否有自律神經失調所引起的心跳不規律。

○**二十四小時血壓監測**：這個檢查能長時間監測血壓波動，進而有助於判斷血壓是否受到自律神經失調的影響。

○**神經功能檢測**：有些醫院會進行更加專業的神經功能檢測，檢查自律神經系統的運作是否正常，這些檢測通常會涉及到心率變異性測試、呼吸頻率測試等。

注意事項③

如何找到真正懂你的自律神經專家？

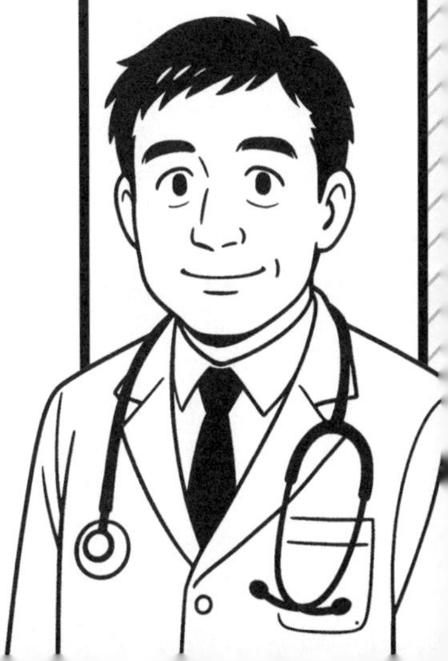

面對自律神經失調這類複雜又反覆無常的病症，選擇一位適合的醫生至關重要。很多患者可能已經四處求診，看過了無數專科，卻依然找不到問題核心。

那麼，如何才能找到一位真正能夠幫助你走出困境的醫生呢？

關於這個問題，我會在接下來的章節中與大家分享選擇醫生的五大要點，幫助你在求醫的過程中，找到最適合的專業協助。

a 醫生是否真正了解你的問題所在

選擇醫生的第一步，是確保他能真正理解你的困擾。就像有人開玩笑說：「生病的人最怕的是醫生不理解。」這句話裡有著深刻的道理。假如醫生無法真正了解你現在的處境，他會對你的症狀產生誤解，也就無法針對問題的根本進行治療。

譬如你可能因為自律神經失調而經常心悸、胸悶，有時候甚至覺得自己快要窒息，但每次檢查都顯示心臟功能正常，當醫生看到這樣的檢查結果時，他是否能站在你的角度，體會你「雖然報告正常，但身體依然感到不適」的無奈感？還是他只會簡單地告訴你「檢查沒問題，再觀察一陣子，回去休息吧」？

合適的醫生不僅要掌握專業的醫療知識，更需要能了解你的心理壓力和身體上的不適。他必須能感同身受，你因為嘗試多次的胃鏡、心電圖檢查、甚至腦部掃描，卻依然找不到病因，心中產生的焦慮、疑惑，甚至是挫敗感和無助感，如此才能真正幫助你。

b 醫生是否知道你真正的期待

一位合適的醫生還應該了解你的期待。很多患者的期待不僅僅是減輕症狀，更重要的是能恢復健康、愉快的生活方式。舉例來說，失眠的患者不會只想要靠藥物勉強入睡，而是希望能重回「自然入睡、一覺到天亮」的健康狀態。很多失調的父母會告訴醫生：「我現在連陪孩子玩都沒有力氣了。」這樣的話所傳達出來的，不僅僅是身體疲倦，更多的是他們對生活品質下降的無奈。合適的醫生應該能理解你希望重拾家庭生活的幸福感，而不僅僅是把注意力集中在減少某一個具體症狀，以及其所帶來的困擾與不適。

再譬如說，面對一名因自律神經失調導致異常情緒波動的患者，醫生聚焦於減輕焦慮、恐慌等表面症狀的同時，還要理解他希望能重新享受生活、體會簡單的快樂這類心願——例如希望能再次和家人一起度過輕鬆愉快的美好時光，這些才是患者內心真正的渴望。

c 醫生是否能找到問題的核心

找到病因的核心，才能對症下藥。一位適合的醫生，會花時間去探尋你症狀的來源，而不是僅針對一個症狀進行片面處理。

自律神經失調的症狀往往會很混亂，心跳加速、消化不良、呼吸急促、肌肉痠痛等等，有時候每個症狀看似獨立，但實際上它們背後可能有一個共同的病因。

舉例來說，一位三十七歲的年輕患者，他做過無數次心臟、胃腸和神經系統等各種檢查，卻始終找不到具體病因。

最後這位患者來到我的診所，終於發現他的問題是自律神經失調。這樣的案例告訴我們，合適的醫生應該能夠跳脫出單一科別的侷限，從全身性、系統性的角度來看待病情，要能夠透過表面的症狀，找到深層的問題根源，而不僅是治療每個獨立症狀。

d 醫生是否能為你解釋病因

在治療過程中，解釋是一個非常關鍵的步驟。如果醫生不能清楚地解釋病因，使患者理解，患者往往會感到更加迷惑，甚至會懷疑治療的有效性。

舉個例子，假如你的檢查結果顯示腸胃功能正常，但你依然感到胃部不適，那麼合適的醫生應該能告訴你，這可能是自律神經失調影響到腸胃的正常蠕動。這樣的解釋能讓你明白，雖然結構上沒有問題，但功能性問題依然存在，這會讓你對治療有更好的理解和信心。

反過來說，如果醫生只是告訴你：「檢查一切正常，你沒事。」這種回答不僅不能解決問題，還會加重患者的心理壓力。因為患者會開始擔心：「既然檢查沒問題，那我的不舒服到底是怎麼回事？」因此，清楚的解釋能夠幫助患者減少不必要的焦慮，也能建立治療的信任基礎。

ⓔ 醫生是否有明確的治療計畫

最後，一位合適的醫生應該為你制定一個明確的治療計畫。這個計畫應該包括每個治療步驟的目的、預期效果，以及可能會遇到的問題。

就像一位教練，他應該按部就班地帶領你進行訓練，並設定每個階段應該達到的目標。在治療自律神經失調的過程中，這種具體的計畫尤其重要，因為自律神經的調理需要時間，患者可能會在治療初期感到無助或疑惑。如果醫生能夠事先告訴你這些治療過程中可能會出現的反應，就能有更多的心理準備，不至於因為一時的波動而喪失信心。

舉例來說，在治療失眠時，醫生可能會告訴你，在初期治療時，會需要花一些時間穩定睡眠，你可能需要逐步調整作息和睡眠習慣，並在必要時配合適當的藥物。這樣的計畫能讓患者更能清晰預期自己的恢復，也就能更好地配合醫生指導。

調理自律神經失調是一個長期的過程，選擇一位合適的醫生，將是你恢復健康的重要起點，希望你在尋找醫生時，能夠考慮上述五要點。合適的醫生不僅能幫助你找到問題的根源，還能陪伴你走過康復的每一步，讓你重拾健康的生活。

注意事項④

如何配合醫師專業的引導？

許多患者來到我的診所之前，往往已度過一段長期的醫療之路，他們可能看過數位醫生，做過無數檢查，卻始終找不到讓自己恢復的辦法。這些患者常常感到自己在治療上遭遇挫折，甚至被責怪沒努力放鬆、沒做好心情調節，或是沒有改變生活方式。他們的內心在無形中背負著自責，認為自己做得不夠，該再「努力」一些，才能讓自己好起來。

其實，這樣的想法反而會讓患者陷入更深的無力感。患者被迫一邊要求自己「更放鬆」，一邊努力「讓自己想開」，但這是矛盾的。

生病本身就不是你的錯，尤其是自律神經失調這類問題，並不是你願意的，甚至不在你的控制範圍之內，無法單憑「努力」或「勉強自己」來解決問題，這些病症並不會因為強迫自己「放鬆」就好轉。

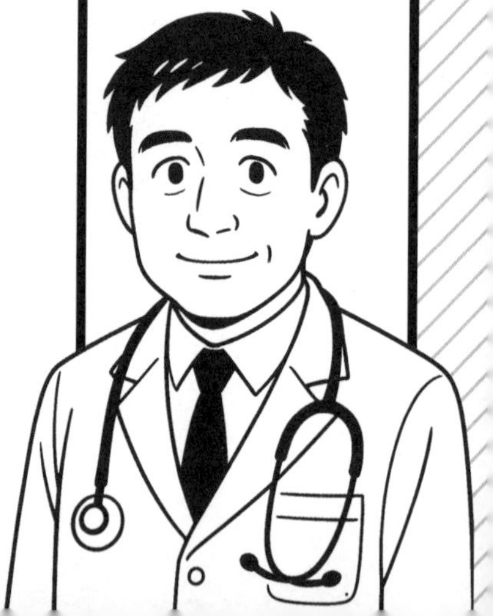

信任醫師，別給自己太多壓力

對於自律神經失調的治療，很多患者可能會聽到這樣的建議：多運動、放鬆心情、調整生活作息。這些建議並沒有錯，乍聽之下也頗為簡單，但當你正在面對身體不適、心情焦慮、睡眠不好、情緒起伏時，這些建議可能就會變得很難做到。

身為醫師，我想告訴你：你不是孤獨的一個人！治療不應該是你自己在苦戰！請放心把疾病交給醫生，並專注於照顧好自己。

生病並不是你願意的，這也不是你可以控制的。我的治療理念很簡單——

你不需要勉強自己去放鬆、去改變什麼。

這不是你的責任，而是醫師的責任。你只要信任醫生，按時服藥，並在治療過程中與醫師保持溝通，就已經做得非常棒了。

當然，在治療的過程中，你可能會聽到醫囑例如：要多放鬆、多運動、調整心情等建議，但事實上，醫師會根據你的身體狀況在適當時機進行引導，並不會一開始就要求你立即做到。

你的首要任務不是去勉強自己，而是遵照醫生指示，好好配合治療。這樣，你會發現自己能做的事情逐漸變多，身體也會慢慢恢復到更穩定的狀態。

舉個例子來說，就像一臺電腦故障時，並不是用戶自己去修復內部的技術問題，而是交給技術人員處理，你只需等待專業的操作完成，一切就會恢復正常。對於自律神經失調的治療也是一樣，不需要患者自己「努力放鬆」或「強迫自己改變」，而是透過專業醫師的安排逐步改善。

避免「痊癒幻覺」——別一好轉就鬆懈

每當治療效果開始顯現，患者通常會覺得症狀已經好轉，就會放鬆對治療的重視。這種情況很常見，但卻可能導致復發，就像感冒時，人們可能會在覺得病情稍有好轉時停止服藥，導致病情反而又加重。

自律神經失調的治療需要穩定且長期的調理，因為它影響的是你身體內在與外在環境的調節能力。如果沒有完整的治療，即使一時好轉，也很可能隨著季節變化、生活變動或日常環境的改變再次引發失調。

自律神經失調的治療就像照顧一棵植物，不能因為看到它長出新芽就忽略後續的養護。即使你感覺自己好了許多，也必須持續保持治療計畫，讓身體真正恢復到穩定的狀態。「好轉」並不等於「完全痊癒」，繼續配合醫師的治療，才能真正降低未來復發的機率。

治療，是你與醫師的共同合作

我希望你能明白，治療自律神經失調不應該是一個人的責任。身為患者，你的任務是相信醫師的專業，按時服藥、休息、回診，並在每次治療過程中回饋狀況，與醫師保持開放的溝通，每次的進步都是醫師與你共同合作的成果。

在這個過程中，別給自己過大的壓力。你不需要逼迫自己改變，而是自然地隨著治療的推進慢慢好起來。這就像一艘船在航行中遇到風浪，不需要每個乘客都掌舵，只要船長知道方向，乘客們信任船長、服從船長指示，並安心等待，最終一定能安全到達目的地。

注意事項⑤

要治療多久才會康復？

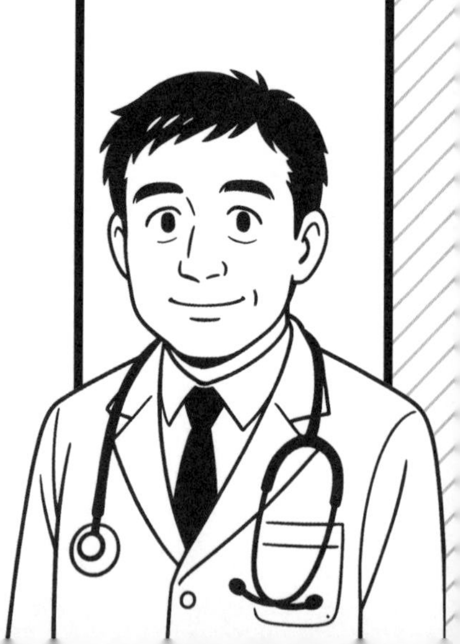

在現代社會中，「快速見效」似乎成為衡量一切的標準，我們習慣了所有行為、舉動能夠立竿見影，包括健康的回復。因此，許多正在接受自律神經失調治療的患者常感到焦慮：「為什麼我的症狀還沒有完全改善？」有這樣的疑問非常正常，畢竟當我們身體不適時，總希望能立刻恢復，但對於身體健康來說，這樣的「速效」觀念並不適用，尤其是自律神經失調的治療。

醫生需要觀察反應、進行治療的調整

自律神經系統從失調再回到平衡，是一個需要時間和耐心的過程，畢竟失調不是短期形成的，治療自然也不會在短期內見效。它是一個穩步前進的過程，而不是一夜之間的奇蹟。

當你剛開始接受治療時，可能會覺得初期的進展緩慢。這是因為自律神經系統涉及到身體的許多重要功能，醫生需要仔細觀察你的反應，確認你身體的反饋，再進行調整。就像蓋房子一樣，地基的建設至關重要，雖然起初看起來進展緩慢，但正是這個地基決定整棟建築的穩固性，一旦基礎打好了，康復的進程就會逐步加快。

治療中的波動起伏，是因為身體還在適應新的平衡

自律神經失調的治療就像爬山，山路總有起伏，我們不會一直上坡，偶爾也會下坡，但這並不代表你在康復的過程中倒退或治療無效，而是治療過程中有短暫不穩定階段，妥善面對這種起伏也是治療的一部分。

在治療過程中感覺到某些症狀逐漸好轉，但仍然會有波動，這是正常的。因為自律神經系統的影響是全身性的，所謂「牽一髮動全身」，身體各個器官和系統都會受到牽動，因此要達到新的平衡，需要一段時間來調整，在當中會出現起伏，都是正常現象，不必過度擔憂。

感覺到某天症狀突然變得不如前幾天那麼好，或是出現一些新的不適時，有些人可能會感到灰心，心想：「啊！是治療無效嗎？」但這時候最重要的，是回頭看看你從開始治療到現在，已經取

得多大的進步；就像爬山，即便偶爾會要走下坡路，但當你回頭看時，會發現已經高出山下的起點好多好多，不知不覺上升了這麼多，實在不需要因為一個短短的下坡而失去信心，持續前行，你很快就會再次上坡，朝著山頂邁進。

而且，有些看似新的不適或問題，很可能並不是真的問題！舉個例子來說，有些人會在治療過程中發現：睡眠改善了，身體的疼痛感減少了，但注意力似乎不如以前集中，甚至覺得記憶力變差了。然而，這種現象並不是真正的記憶力、集中力下降，而是隨著身體好轉，你對周遭事物逐漸恢復興趣，注意力不再只集中在身體的不適上。

真正的記憶力下降，通常與大腦功能受損有關，如神經退化性疾病等。但當你處於自律神經失調的階段，因為身體不舒服，你會過度關注自己的不適。無論是頭痛、肌肉痠痛或其他症狀，這些都會占據你所有的注意力，因而可能會對外界的事情漠不關心，無論是工作、家庭，甚至是自己的愛好，都顯得無關緊要。這時候，你的注意力幾乎完全集中在「今天哪裡不舒服」。

然而，當治療開始見效，身體的不適逐漸減輕，你的注意力會重新回到日常生活中。你會發現，周圍的事物變得更加有趣了。無論是重新與家人朋友互動，還是發現之前放下的愛好再次吸引你的目光，這些都會讓你的注意力分散到更多領域。這並不代表記憶力真的變差，而是因為你的興趣和注意力，重新被生活中的多樣事物吸引。

我們不妨可以將這個過程比作重新打開窗戶，當你長期將窗戶緊閉，外面的世界被隔絕，你只能專注在房間內的事物上。當你重啟窗扉，陽光灑落，風景展現在眼前，你自然會被窗外的美好吸引，不再只關注眼前的狹小空間。

因此，這種「記憶力變差」的感覺有時並非壞事，它表明你已經走在康復的路上，重新對外界產生興趣。隨著自律神經系統進一步調整和恢復，你的注意力將逐漸恢復平衡，並能更好地管理和分配在生活的各個層面上。

為什麼治療需要時間？

自律神經失調通常是長期累積的結果，因此治療必須逐步進行，讓醫生根據你的病情進行階段性的治療調整，以確保身體能夠完全恢復健康。這也是為什麼改善自律神經失調需要長期的治療計畫，每個階段都有其特定的目標和作用，這是為了讓你的自律神經系統能夠逐步適應外界環境變動，並重新達到平衡。

自律神經失調的恢復無法一蹴而就，反而更像在學習一門新技能，需要耐心與堅持。自律神經系統可能在最初調整時出現一些停滯，但隨著時間推進，身體的運作必將逐漸恢復正常。

在這個過程中，請記得你並不孤單，許多患者都在與自律神經失調作戰，重要的是找到適合自己的方法，並且相信每一次的進步都在幫助你朝著康復邁進、相信你的身體有能力恢復正常運作。

理解每個治療階段的進展，欣賞每一個小進步

治療的初期目標是穩定症狀，如改善睡眠、減輕焦慮和緩解其他身體不適，這個階段會以藥物治療為主，幫助身體進入恢復模式，隨著治療的進展，症狀會逐步改善，並且不再那麼頻繁發作，慢慢地進入穩定期。此時的主要目標就是維護交感與副交感神經的平衡，減少症狀的波動，幫助身體內部系統修復，逐漸擺脫對藥物或外部干預的依賴，進一步維持健康的長期穩定狀態。

這可比作搭乘高鐵，從臺北到高雄的旅程每一站都有其意義，乘車時你可能感覺不到終點的接近，但只要繼續前進，每到一站，就離目的地更近一步。治療也是如此，階段性治療的進展，都是在為最終的康復做準備。

臨床上，我遇過不少患者會因為某些症狀好轉而誤以為已經康復，就選擇中斷治療。事實上，此時你還處於康復的關鍵階段，應繼續配合醫生的治療，直到神經系統的協調性完全穩定，避免再次復發。好比種植果樹，剛種下種子時，你不會立刻得到果實，但只要持續澆水、施肥，樹苗會慢

慢發芽茁壯，我們不會在這種時候就停止對樹木的照料，而是會持續到最後開花結果。同樣的，治療需要你與醫師持續配合，給予足夠時間，才能看到最終的康復之花，享受健康的甜美果實。

在治療的過程中，不要只專注於最終的結果，應該珍惜每一個小進步。每次感覺到情緒變得更穩定、睡眠品質提高，都是康復的象徵，都是值得欣賞的進步，將這些小進步視為一種成就，它們都是你身體正逐步恢復健康的象徵。

每一分微小進步，都在為最終的康復奠定基礎，過程需要持續的努力與耐心。就像爬山，不是一步就能抵達山頂，而是透過每一步踩穩前行，最終到達目的地。過程中，你每到達一個小高地，視野都比山腳下更開闊，治療的每個小進步也是如此，儘管你還沒有到達完全康復的頂峰，但你已經在過程中看到了很多進步的「風景」，這是值得肯定的。

我們不妨將這個過程比作培育一株珍貴的花朵，剛開始的時候，也許看不到明顯的變化，但隨著日子一天天過去，花朵慢慢成長，直到最終綻放。自律神經的治療也需要這種耐心與信任，雖然康復的過程不見得會一帆風順，但每一個小的改善，無論是身體上的還是情緒上的，都是你前進路上的美好景致。

治療的耐心，則來自於對治療過程和反應的理解，當你知道每一個小進步都在推動你向康復邁進時，就更容易保持信心。

一個真實的想法：為什麼我選擇留在嘉義？

很多患者常常問我，為什麼我的診所在嘉義，而不選擇到臺北、新竹或高雄這些大城市開業。我總是笑笑不置可否，但心裡的真實想法是，我希望你們能主動來到這裡。無論你是從臺灣的各個大城小鎮，還是從美國、紐西蘭、馬來西亞、香港等地來，願意邁出家門來到診所，本身就是一種決心，而這種決心會成為你治療過程中的強大動力。

我希望在這個過程中，患者能放慢腳步，保持耐心。因為，如果連車程的耐心都沒有，又怎麼熬過這漫漫的治療過程呢？這是一段必經之路，沒有捷徑可走，而耐心就是治療成功的重要關鍵。

自律神經失調的治療是一段需要時間與耐心的旅程。在這段旅程中，請相信自己，也相信醫生的專業。只要堅持下去，最終你將會達到真正的康復，重拾健康生活。

注意事項⑥

讓症狀消失不算是真正的康復……

自律神經失調的治療目標，不僅是讓你今天感覺好一點，更重要的是，讓你未來在面對生活的各種變化時，仍然能保持健康和平衡。

自律神經系統是身體的「自動駕駛模式」，不僅在當下應對我們每天的壓力與變化，它也必須在更長的時間裡，幫助你適應各種不可預見的挑戰。因此，我們的治療不僅僅是針對症狀，還是為未來的健康做準備。

治療的終極目標，是建立長期的自律神經穩定性

在治療過程中，你已經體驗到逐步康復的感覺，但康復的過程並不僅是讓症狀消失，而是讓你

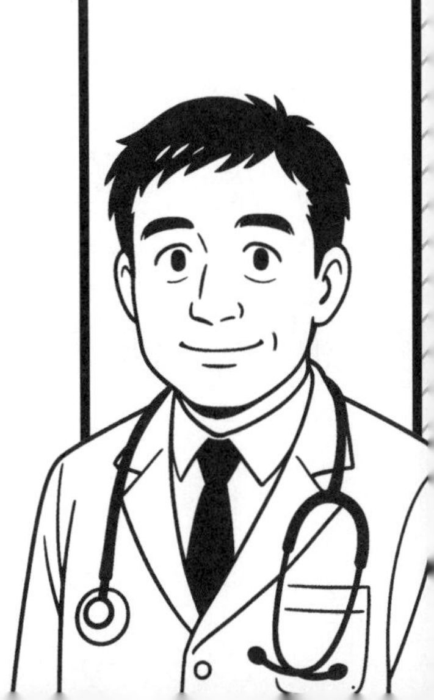

的自律神經系統建立起穩定、強健的基礎，好持續應對未來的壓力、生活變化和環境影響——就像打造一座房子，結構和基礎的穩固才能讓它經受住風雨考驗。

在日常生活中，自律神經要處理的不僅是今天的煩惱或壓力，還包括未來的各種變數。這些可能是生活中的異動，如工作上的挑戰、家庭變故，甚至是身體年齡增長帶來的變化。我們的目標就是讓自律神經系統逐漸恢復它的調節能力，這樣無論面對什麼挑戰，你都能保持平衡。

請想像一下，你的自律神經系統就像一名交響樂團的指揮，它協調著不同樂器的（器官）、聲部（系統）來達到和諧運作，當指揮恢復它的穩定性，無論生活的樂章如何變化，身體都能應對得當，而不會出現過度的反應或失調。

預防病情在未來復發

維持長期穩定性為什麼如此重要？那是為了預防病情再次復發。很多患者在治療初期感覺到症狀好轉後，就認為可以結束治療，但事實上，自律神經系統的康復需要更長時間來達到真正穩定，過早停止治療可能導致高復發風險，甚至在面對新的生活轉變或挑戰時出現更嚴重的失調。

就像剛學會騎腳踏車的孩子，一開始可能需要輔助輪保持平衡，但當你漸漸熟練後，輔助輪可以拆下來，但仍需要一些時間適應，如何在沒有幫助的情況下保持平衡。治療的目標就是這樣，幫助你擺脫「輔助輪」，最終達到身體自主平衡。

持續的穩定治療是重要關鍵，不僅需要在當下保持與醫生的溝通，還要在生活中逐步將健康的習慣融入日常，從而避免自律神經再次受到外界的過度干擾。

真正的康復，是身體具備長期應對變化的能力

隨著自律神經的逐步恢復，你的身體將會重新具備對抗生活壓力的「防護罩」。這並不是說生活中的挑戰不再存在，而是你的身體能夠更好地適應這些變化，而不再像以前那樣過度反應。

我們無法預測未來的每一次壓力來源——可能是工作上的變動，家中的緊急情況，或者突如其來的疾病。

但當你的自律神經達到穩定時，這些挑戰不會再讓你失衡，你會發現自己能夠以一種更穩定、更健康的方式應對，不再讓這些變化摧毀你建立起來的健康基礎。

這個過程就像是一個長期的「健康演習」。在每一次小的挑戰中，你的自律神經會慢慢學會適應，並且變得愈來愈強健。透過這樣的調整，即便未來面臨大變動，身體也能平靜應對。

真正的康復，是要確保你的身體已經具備未來應對變化的能力。自律神經失調的治療並非只解決短期症狀，而是幫助你構建一個能夠長期自我維持的健康系統。

這就像在種樹，剛種下去時需要精心照料，澆水、施肥、修剪……但隨著時間推移，樹木會愈來愈強壯，不再需要天天照顧。然而，這並不代表可以完全放手，持續關注仍是必要的。最終，這棵樹會茁壯成長，並且能夠抵禦風雨，持續多年帶來豐碩的果實。

這棵樹就是你的自律神經系統，而長期穩定正是你健康的基石。即便在症狀初步好轉後，也請記住，這並不是治療的結束，而是讓你的身體為未來未知挑戰預做準備的過程。

注意事項⑦

自律神經失調專業治療計畫包括哪些項目？

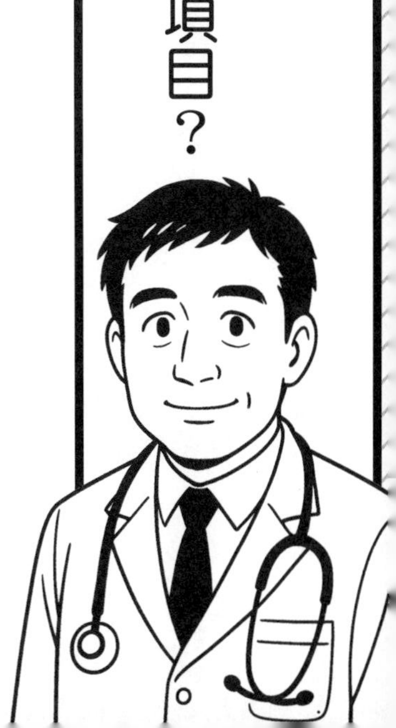

治療自律神經失調是一個系統性的過程，專業醫師會根據具體狀況進行科學安排，包括正確的藥物調整、營養補充、定期檢查和評估，甚至必要時進行儀器檢測或進一步的治療手段。每一階段的治療都有其意圖與目的，而你要做的就是：專注遵循這些治療計畫，不需要過多擔心其他。

自律神經失調的核心是生理治療

當確診為自律神經失調後，許多患者的第一反應往往是困惑，甚至有些自責：「是不是我壓力太大？是不是我心理出了問題？」這樣的疑問非常常見，因為自律神經的症狀往往影響情緒、睡眠和體力，這讓人難以區分到底是心理還是生理問題。在這種時候，許多患者會試圖依賴心理疏導或自我安慰，試圖透過「調整心情」解決問題。然而，自律神經失調是一種根植於**生理層面**的疾病，心理層面的影響只是表面，根本問題在於神經系統本身的失衡。

在治療自律神經失調的過程中，重點必須放在**恢復神經系統的生理平衡**。

這是一個具體的生理調整過程，涉及到藥物、營養、物理治療等多種手段，而不僅僅是「保持好心情」這麼簡單。以下是幾種常見的生理治療方法，每一種治療都是基於科學研究，針對神經系統的具體狀況進行的調整。

治療項目 a 藥物治療

自律神經失調的藥物治療是針對神經系統的不平衡進行調節，這是治療的核心手段之一。

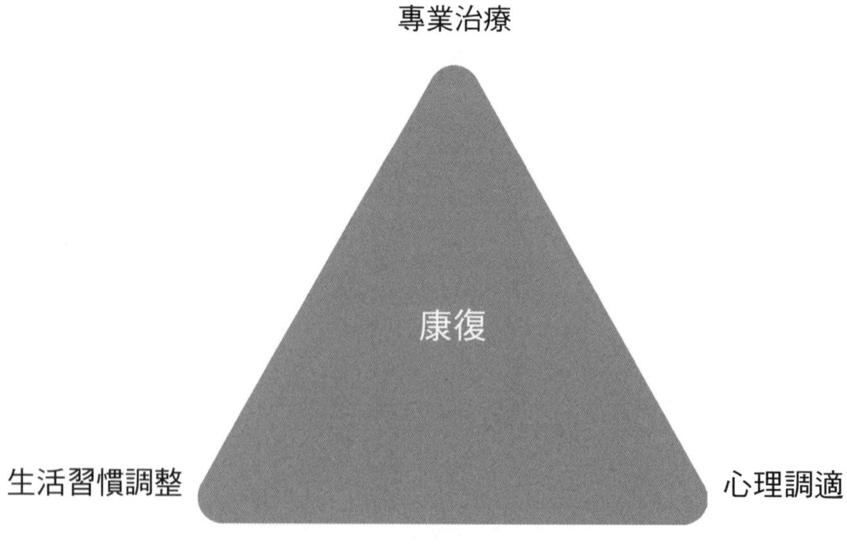

不同於抗生素這類針對具體病原的藥物，自律神經的藥物需要細緻地調整、長期調節，以逐步恢復神經的正常功能。這些藥物並不會改變你的性格或情緒，而是透過調節交感神經與副交感神經的協調，讓你在生理層面重新達到平衡。例如，針對失眠或焦慮的藥物，會幫助減少神經過度敏感的反應，讓你更容易進入休息狀態，從而幫助身體恢復。

患者可能會擔心藥物的副作用，但在醫生的指導下，合理的藥物治療是有效且安全的。醫生選擇的每一種藥物，都經過臨床證明有效且安全，並根據你的具體情況做出最適合的調整。這是一個需要精密管理的過程，且治療效果通常是漸進式的，因此需要你對這個過程保持信心，耐心配合才能見效。

關於藥物的更多細節，我會在後面的章節見129進行較深入的討論，相信只要多一分瞭解，就能少一分擔憂。

治療項目 b 物理治療與儀器調節

部分患者可能會被建議進行物理治療或復健，譬如使用肌肉放鬆、深呼吸訓練等方式來調節交感和副交感神經的平衡，有點像讓我們的「內部系統」重新啟動，使它回到一個穩定狀態。

在家就可以做的伸展操

肩頸痠痛和僵硬是自律神經失調的常見症狀之一，簡單的伸展操能有效緩解這些不適。可以利用家中的一些場所或家具幫助自己完成這些伸展動作。

○**拉著門框**：站在門框旁，雙手抓住門框上緣，雙腳輕輕往後傾，讓身體懸掛。這個動作有點類似吊單槓，可以幫助放鬆肩頸和背部肌肉，減少上半身的緊張感。

○**牆角的站立伏地挺身**：站在家中的牆角，一手撐住牆角的一側，然後身體輕輕往前壓，做出類似站立伏地挺身的動作。這個動作可以幫助反向伸展胸肌和肩膀，紓緩長期久坐不動帶來的肩頸僵硬感。

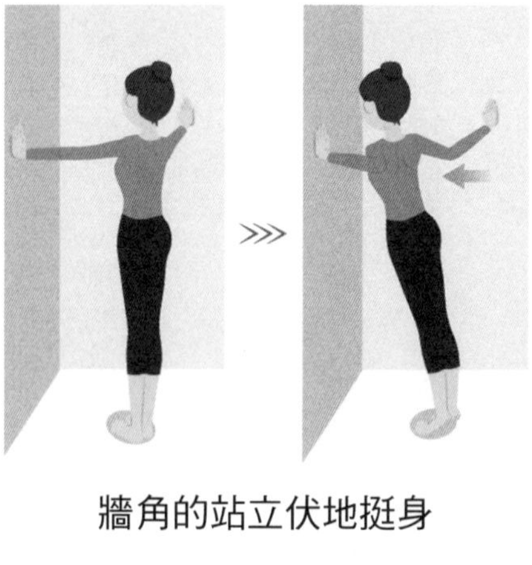

牆角的站立伏地挺身

在某些情況下，針對自律神經系統的物理治療和儀器調節可以起到顯著的輔助效果。一些專門設計的儀器，如低頻電療、磁療等，能夠透過溫和的刺激，促進神經系統的自我調整與恢復。這些治療方式完全是基於科學的理論與研究，並且已在臨床中廣泛應用，對於一些神經反應特別敏感的患者來說，這些儀器的輔助治療能幫助加快康復過程。在使用這些治療方式時，醫生會根據患者的具體病情個別調整，並且確保整個過程無痛、無創，讓你在治療中感受到舒適與安心。

治療項目 c 營養補充與身體調理

神經系統的健康，與日常飲食息息相關。許多患者可能會忽略營養不良或飲食不均衡是自律神經失調的重要因素之一，某些關鍵的營養素，如維生素B群、鎂和鉀等，對神經傳導和肌肉放鬆起著重要作用。當身體缺乏這些營養，神經系統的功能會變得不穩定，容易出現過度反應。因此，醫生會根據你的身體狀況，建議你補充某些特定的營養或調整飲食結構，以促進神經的恢復，後面的章節將會有更詳細的說明見135。

這些措施有助於加強治療效果，但並不意味著你需要進行極端的飲食改變，或是刻意追求某些飲食潮流，只需要按照醫師建議進行療程即可。自律神經失調的營養調理，強調的是科學管理，根據你的個人體質和病情需求，補充身體所需的營養。這樣的調整不僅能幫助你恢復自律神經功能，還能提升整體健康。

治療項目 d 生活習慣的調整

健康的生活方式對自律神經的恢復同樣有幫助，規律的作息時間、適當的運動、健康的飲食，這些都有助於我們身體保持良好的運行狀態，我在後面也會分享有益於自律神經健康的生活習慣見153。不過，當自律神經失調時，也許這些改變對我們來說並不容易，所以醫生會根據患者的狀態來提供建議，而不會一開始就強迫你一定要做到。

持續治療與跟進

在治療過程中，醫師會定期評估你的病情進展，並根據情況進行調整。這是一個需要時間的過程，患者不必給自己額外的壓力，只需信任醫師的專業判斷，並保持穩定的治療節奏。

注意事項⑧

自律神經失調一定需要藥物治療嗎？

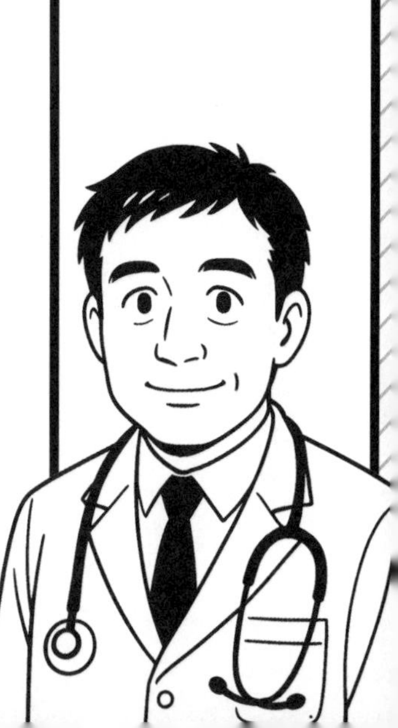

面對自律神經失調時，許多患者會擔心藥物治療的副作用或怕產生依賴，甚至覺得藥物讓自己「被控制」。這些恐懼可以理解，特別是在感到身體失控時，對藥物的焦慮會加劇，但藥物治療不會讓你被控制，反而是要將控制權交還予你，助你重新掌控自律神經，這是恢復健康的關鍵步驟。

藥物如何幫助神經系統恢復平衡？

藥物治療的核心目標是恢復自律神經系統的協調，具體透過神經傳導物質的調控來實現。這些物質包括去甲腎上腺素和乙醯膽鹼等，其功能之一，便是為自律神經的活動傳遞訊號，而藥物的作用則在於調節這些神經傳導物質的分泌和傳遞，使交感神經和副交感神經重新達到平衡。

常見的藥物選項

自律神經失調的藥物治療，通常會根據患者的具體症狀選擇不同類型的藥物，這裡介紹幾種常見的選項：

○β受體阻斷劑

這類藥物主要用來降低交感神經的過度興奮，適合那些常常感到焦慮、心悸或緊張的患者。它能幫助心跳減緩，讓身體的緊迫反應得到控制，從而緩解焦慮帶來的不適。

○乙醯膽鹼促進劑

這類藥物針對副交感神經功能不足，能幫助患者更容易放鬆，促進消化、減輕壓力。它適合那些因為壓力導致的消化問題、長期疲勞或情緒緊張的人群。

○抗焦慮和抗憂鬱藥物

有些藥物，譬如選擇性5—羥色胺再攝取抑制劑（SSRIs），臨床上經常用於治療焦慮和憂鬱。但是，對於自律神經失調的患者，這些藥物也能夠幫助他們穩定情緒、減少交感神經過度活躍的情況。

這些藥物有助於調節大腦中的神經傳導物質（例如血清素）平衡，減輕自律神經失調引發的情緒波動。

○苯二氮平類藥物

這類藥物具有鎮靜作用，經常用來幫助患者緩解短期的急性焦慮或失眠。它們能快速穩定神經系統，幫助患者在面臨壓力時不至於感到極度緊張或恐慌。

比較需要注意的是，這類藥物可能有產生依賴的風險，因此，醫師會謹慎使用，通常作為短期治療手段。

○其他調節神經系統的藥物

還有一些藥物，例如抗癲癇藥物，能使用於調節神經系統過度興奮的情況，幫助穩定自律神經失調患者的神經活動。這些藥物在不同劑量下，可以針對不同的問題發揮作用。雖然這些藥物的名字可能會讓人聯想到其他病症，但實際上，它們對於自律神經失調的調節同樣有效。

臨床藥物的驗證與安全性

許多患者擔心藥物會成癮或產生嚴重副作用，這些憂慮可以理解。但事實上，所有藥物在上市前都經過長期且嚴格的實驗和臨床驗證，包括動物實驗和人體試驗，目的就是確保藥物的安全性。

○**動物實驗**：藥物首先在動物模型中測試毒性和安全劑量，確保不會對生命體造成危害。

○**人體臨床試驗**：藥物經過多階段人體試驗，包括小規模和大規模試驗，目的在觀察藥物的療效和副作用。只有當藥物在這些試驗中證明安全有效後，才能獲得上市許可。

這些嚴格的測試都根據國際標準進行，只要由專業醫師合理使用藥物，它們大多是安全的，真正需要擔心的情況是患者自行調整劑量，或是藥物被不熟悉病情的醫師使用。

不要被藥品說明書嚇到：正確理解藥物的作用

很多患者會根據藥品說明書或網路查詢到的藥物作用、副作用來評斷手中的藥品，但結果經常是自己嚇自己。事實上，藥物的作用往往是多面向的，使用時機不同、劑量不同、對治的問題不同，效果也會不同。

在診間，有時候我會遇到回診的患者帶著疑惑問我：「醫生，我女兒幫我查了，她說這是抗癲癇藥物，請問我有癲癇嗎？為什麼給我開治療癲癇的藥？」每當這種時候，我其實非常高興，因為他們願意開口詢問，至少讓我有機會來好好解說：藥物的用途不僅僅取決於名字或初始用途，還包括劑量和應用場景的不同。以抗癲癇藥物來說，有些抗癲癇藥物在高劑量下用來治療癲癇，而低劑量的情形下則能穩定神經系統，幫助治療自律神經失調。這樣的藥物會針對具體症狀進行調整，並不意味你患有癲癇。

倘若有些患者在查詢後，不與醫師溝通討論，就自行決定停止服藥，甚至中斷治療，這就非常可惜。由於錯誤見解使他們錯過了解藥物真正用途的機會，也就更難能持續治療、重回健康。

再例如阿斯匹靈，它最初用來退燒止痛，後來卻發現它能預防心臟病和血栓。威而鋼原本用來治療高血壓，後來卻因其他效果廣泛應用。

舉這些已經為多數人熟悉的案例，是希望能傳遞一個重點：藥物功能不是單一制式，而是多面向，它的作用取決於劑量和具體使用的狀況。因此，不要看到藥名或用途就過度擔心，劑量和應用場景才是關鍵。

藥物安全性的背後：劑量決定一切

藥物的安全性和效果很大程度取決於劑量的調整，不同劑量會決定藥物的作用，是抑制還是刺激某些功能。這也是為什麼同一種藥物在不同疾病中的應用劑量會不同。例如，β受體阻斷劑在治療焦慮時使用的劑量較低，而用於高血壓治療時劑量會更高。因此，正確的劑量管理是治療成功的訣竅之一，這需要專業醫師根據具體情況進行調整。

在這個療程中，你的任務很簡單：信任醫生，按時服藥，並定期回診。讓醫生根據你的反應進行調整，確保治療是量身定制。我在前面提過：這並不是你獨自面對的挑戰，醫療團隊會在、也應該在整個過程中全力支持你。

藥物治療不是為了讓你長期依賴，而是為了幫助你重新掌控自己的健康。症狀逐漸改善，睡眠品質提升，情緒也穩定下來，這就是藥物治療發揮作用的最好證明。

注意事項⑨

透過營養補充支持自律神經的康復

當自律神經失調時，適當的營養補充能顯著改善神經系統的功能，加上配合治療，就能幫助身體更好地恢復平衡。

許多患者可能會嘗試透過食物來攝取必要的營養素，這固然是有益的，但是，我要在這裡特別提醒大家：

在自律神經失調的階段，身體對於營養的需求往往更高。這時，透過精確的營養補充能夠提供更有效率的幫助。

以下將根據不同類別，介紹一些適合的營養素，這些補充劑能加速康復過程，幫助神經系統重回正軌。

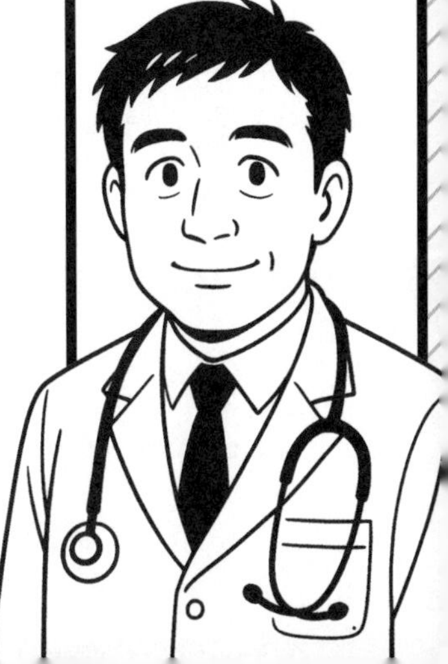

營養補充 a 維生素類──神經運作的基礎

維生素B群

○作用機制：維生素B群，特別是B_1、B_6和B_{12}，對於神經傳遞和能量代謝非常重要。這些維生素能促進神經傳導物質的生成，減少神經疲勞，並有助情緒的穩定。

○適用情況：針對疲勞、焦慮、憂鬱等症狀，維生素B群可以幫助穩定情緒並提升神經功能。

○來源：常見於補充劑形式的B群產品，也可從瘦肉、蛋類、全穀類中攝取。

維生素C

○作用機制：維生素C是一種強效的抗氧化劑，能減少身體因壓力導致的氧化損傷，並促進免疫系統的健康，它能保護神經細胞免受自由基的破壞，並支持身體的壓力應對能力。

○適用情況：對於長期壓力大、免疫力低下的人，維生素C有助於穩定情緒並增強身體抵抗力。

○來源：可以透過補充劑或從柑橘類水果、莓果中攝取。

維生素D

○作用機制：維生素D與神經傳導、情緒調節有密切關聯，它能幫助維持神經系統的正常運作，並減少焦慮和憂鬱症狀。

○適用情況：適合日照不足或有情緒波動的人，補充維生素D能幫助穩定神經系統和提升心情。

○來源：透過補充劑攝取，或者多曬太陽。

營養補充ｂ礦物質類——穩定神經的天然鎮靜劑

鎂

○作用機制：鎂能促進神經和肌肉的放鬆，並有助減少壓力和焦慮，穩定副交感神經，幫助身體進入平靜狀態。

○適用情況：適合有失眠、焦慮和緊張感的患者，鎂能幫助紓緩這些症狀並改善睡眠品質。

○來源：堅果、香蕉、綠葉蔬菜等，但在自律神經失調時，透過補充劑是較有效率的補充法。

鋅

○作用機制：鋅有助於促進神經功能的正常運作，並且具有抗氧化作用，可以保護神經細胞免受壓力的損害。鋅還能幫助提升免疫力。

○適用情況：對於長期壓力造成神經功能下降或免疫系統受損的患者，鋅能幫助穩定神經系統和提升抵抗力。

○來源：牡蠣、堅果和豆類，或是錠劑補充。

營養補充ⓒ脂質類——神經細胞的修復劑

絲胺酸卵磷脂（Phosphatidylserine）

○作用機制：絲胺酸卵磷脂是一種磷脂，對神經細胞膜的結構和功能至關重要，有助於神經傳導物質的傳遞，減少壓力激素皮質醇，並促進記憶力和認知功能。

○適用情況：適合焦慮、記憶力下降和認知功能減退的患者，有助於神經系統的穩定和恢復。

○來源：可以從補充劑中攝取，或是來自魚類、大豆製品（少量）。

磷脂質（Phospholipids）

○作用機制：磷脂質是細胞膜的主要成分，能幫助神經細胞的修復和神經傳導物質的傳遞。它對神經系統的健康和穩定具有關鍵作用，並能減少炎症。

○適用情況：適合神經系統損傷或長期疲勞的患者，幫助神經細胞的修復和保護。

○來源：補充劑是主要來源，或可從蛋黃、大豆和花生中獲取。

營養補充 d 其他天然的神經調節劑

Omega-3脂肪酸

○作用機制：Omega-3（尤其是EPA和DHA）有抗炎作用，能夠幫助修復神經細胞並穩定情緒，減少焦慮和憂鬱。

◯適用情況：適合情緒波動、記憶力下降的患者，Omega-3能有效促進神經系統健康。

◯來源：深海魚、亞麻籽、核桃等。

GABA（γ-氨基丁酸）

◯作用機制：GABA是大腦中的抑制性神經傳導物，能幫助抑制神經系統，避免過度興奮，促進放鬆，減少焦慮和失眠。

◯適用情況：對於焦慮感強、失眠的患者，補充GABA有助於神經系統的穩定。

◯來源：綠茶、發酵食品，或是以補充劑形式攝取。

不能吃的補品：補氣類補品的誤區

人在自律神經失調時，常常有揮之不去的疲憊感，因此許多人可能會選擇一些補氣類補品，如人參、紅景天、刺五加等，覺得可以改善倦怠、無力，但這類補品實際上會刺激交感神經系統，讓神經更亢奮，反而加重失調症狀。

這些補品的興奮作用會讓心跳加速、血壓升高，進一步導致情緒波動和緊張感，在自律神經失調的情況下不建議使用。

營養素只是輔助，正規治療才是關鍵

我完全理解患者在面對自律神經失調時，求好心切的心情，許多人希望能夠透過營養補充來加速康復，這是很自然的想法。然而，必須強調的是，這些營養素雖然能夠為你的健康加分，提供神經系統所需的支持，但它們只是輔助作用。真正能夠幫助你達到長期穩定健康的，還是正規的醫學治療。

因此，與其胡亂補充各種營養素，自己承擔未知的風險，不如讓我來告訴你一個正確的方向：遵從專業醫師的建議，進行有效的治療，才是康復的關鍵。營養補充可以成為治療過程中的加分項，但它們絕對不是解決問題的根本，專業的治療過程，搭配適當的營養補充，將會帶領你更快地邁向健康。

注意事項⑩ 心理治療對自律神經失調有幫助嗎？

除了生理上的治療，心理調整對於自律神經失調的恢復同樣重要。

在自律神經失調的治療過程中，生理與心理密不可分。雖然這種疾病的主要原因是神經系統的失衡，生理治療在康復中具有至關重要的作用，但這並不代表心理狀態不重要。情緒和壓力往往會影響身體的恢復速度和效果，因此，心理諮商能夠成為一個有效的輔助手段，幫助患者在療程中保持穩定的情緒，減少不必要的焦慮與壓力。

你可以把自律神經失調看作一個提醒，告訴你身體和心理之間的平衡需要重新調整，生活中的壓力、焦慮和情緒波動，都是影響自律神經的因素。

很多患者認為自律神經失調讓自己變得脆弱無助，不過，這也是我們了解自己身體反應、重新掌控生活的契機，你可以透過冥想、瑜伽、深呼吸練習等方式，學會感知身體，讓身心更加協調。

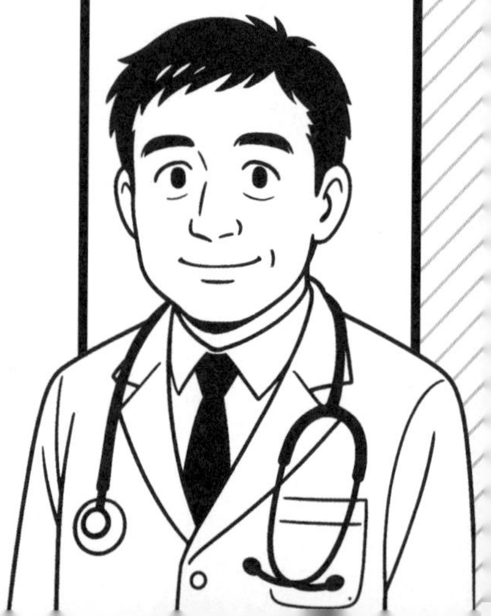

最重要的是，千萬不要覺得自律神經失調無法治癒，它只是需要長期調理。隨著你對身體的了解加深，並輔以正確的治療手段，症狀會逐漸減輕，生活品質也會隨之提升。

從醫學角度看情緒與身體的互動

自律神經失調的治療，主要目的是調整神經系統的運作，但情緒壓力會加重病情或延緩康復過程。作為醫師，我們關注的不僅是患者的生理症狀，還包括他們在治療中的心理狀態。

心理諮商的作用在幫助患者處理情緒波動，讓他們在面對治療時更加平和，減少焦慮情緒的干擾。這是一個幫助患者理解情緒與疾病互動的過程，並不是說情緒是疾病的根源，而是它能影響康復的速度與效果。

心理諮商的加分作用

患者常常會擔心，情緒低落是否會導致自律神經失調，這種擔憂是可以理解的，畢竟當我們感到不適時，心情自然也會受到影響。就像你如果牙齒痛了三天，心情肯定會變差，但我們不會因此反推，認為心情不好是引發牙痛的原因。同樣地，生病與情緒波動的確會相互影響，但它們並非因果關係。

就像公雞啼叫後太陽升起，兩者總是連續發生，但太陽並不是公雞叫出來的。情緒與身體狀況之間的互動也類似。

情緒波動可能伴隨著身體疾病的發作，但它並不是直接原因，心理諮商的一部分功能，便是幫助患者釐清這種關聯，讓他們不再過度焦慮，從而更好地配合治療。

專業醫師的視角

在自律神經失調的治療中，心理諮商雖然不是主要治療方式，但就像治療的「推進器」，讓患者更好地理解自己在康復過程中的心理變化、幫助患者減少治療中的心理阻礙，並學習如何應對焦慮和壓力，更好地配合藥物和生活調整，從而讓生理治療更有效果。

治療自律神經失調，不可以單獨依賴心理治療

正因為單靠心理諮商並不能解決自律神經失調這一生理性疾病的根本問題，所以心理諮商和情

緒管理雖然重要，但更多的是在病情穩定後作為輔助治療。在治療的初期和關鍵階段，核心仍然是生理層面的治療。

再次強調：心理治療的介入雖然可以幫助你進一步鞏固治療成果，但是，它絕對不能代替針對神經系統的生理調整。

自律神經失調的治療，是一個科學且專業的過程，醫師所採取的每一個治療步驟，都是基於多年臨床經驗和最新的研究成果，目標不僅是幫助失調的朋友走出症狀，還要能建立起穩定且健康的未來。

找到值得信賴的醫師，並且與醫生密切配合，相信你一定能夠逐步恢復健康，重回美好的生活狀態。

千萬記得！自律神經失調百分之百是生理性問題

再次提醒：自律神經失調是一個百分之百的生理性問題，因此，治療必須從生理層面入手。

無論是藥物治療、營養補充或物理治療，這些手段都是基於神經系統的具體失衡狀況進行，目的是讓你的身體恢復到正常的平衡狀態。在這個過程中，心理治療可以作為輔助幫助你適應新的健康狀態，但它並不能取代生理治療。

注意事項⑪

如何動態調整與跟進治療方案？

治療自律神經失調的過程，並不像治療某些急性病那樣可以短時間見效，每位患者的體質、生活方式、症狀表現都不盡相同，因此，我們在治療過程中必須考慮到這些差異，量身定制一個動態的、可調整的治療計畫。這一過程不斷進行調整與跟進，讓治療方案始終適應患者的需求，幫助他們逐步恢復健康。

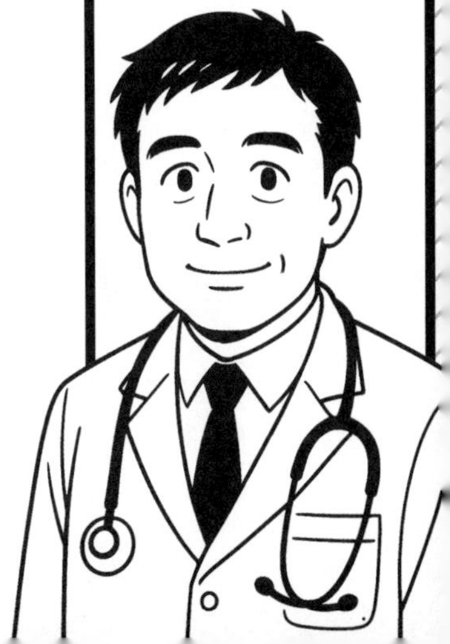

症狀相同，治療還是可能不同

每個人的自律神經系統對內在調節和外在環境的反應都不同，因此治療計畫絕非「一刀切」的模式。在門診中，我常常遇到兩位看似症狀相同的患者，經過治療後，卻有著完全不同的進展。

小美是一位年輕的上班族，初次就診時她的主要症狀是持續的疲憊感和睡眠品質低落。經過初步診斷，我為她安排藥物治療和簡單的放鬆練習，然而三個月後，小美反應她的情緒狀態有所改善，但仍然時常感到頭暈。

經過診前諮詢與診後追蹤，我們發現她的工作負荷依然很大，這也導致她的康復進程緩慢。我們因此重新調整她的治療方案，並引入更多的營養補充，隨著時間推移，小美的症狀終於逐漸穩定下來。

小美的症狀雖然與其他患者相似，但治療方案則須依據實際情況進行動態調整，而不僅僅依賴相同的藥物治療。

老張是一位五十多歲的業務經理，經常出差，飲食不規律，壓力大，初次就診時他描述了經常性的心悸和焦慮感。經過診斷，我給他開了適當的藥物，並建議他進行呼吸練習幫助平衡自律神經。

然而，三次回診之後，我們發現老張的症狀並沒有顯著改善，經過進一步探討，我了解到老張晚上經常加班到很晚，生活習慣並未做出顯著改變。於是，我針對他具體的生活情況，為他重新調整治療計畫，並且幫助他規劃出一個更健康的作息，經過幾個月的持續調整，老張的情況得到明顯改善。

即使初期的治療並未達到理想效果，幸而老張沒有放棄，而是與醫療團隊密切溝通與配合，最終依然可以逐漸找到適合自己的治療方案。

自律神經失調並不是可以在短期內解決的問題，治療過程需要持續跟進和觀察，因此，每次回診都非常重要，因為這是醫師根據患者反饋進行調整治療方案的時機。

這裡要再次提醒大家，在治療自律神經失調的過程中，即便症狀有所緩解，也不要貿然中斷治療或自行減藥，以免症狀反彈，讓好不容易累積出來的進步大打折扣。請記得，每一次的回診都是醫師評估治療成效並作出調整的機會。

與醫師保持積極溝通

積極與醫師保持溝通是治療成功的關鍵之一。患者應該在回診時詳細說明自己在日常生活中的感受，包括飲食變化、消化狀況、身體反應、睡眠品質等，幫助醫師更精確地評估治療效果。

具體建議

○**記錄病情變化**：在回診前，建議患者記錄具體的身體感受和實質變化，這些細節能幫助醫師更精確地判斷病情，並進行調整。

○**定期檢查與回診**：定期與醫師討論每一次的身體變化，讓醫師了解你的狀況，才能讓治療計畫找到重點。

○**保持開放的心態**：治療過程中，患者有時會對自己的恢復速度感到焦慮，但要記住：治療得一步步來，與醫師保持開放的對話，將有助於更好地適應治療進程。

保持耐心，治療的整合與動態管理

治療計畫不僅包括藥物和營養補充，還包括日常生活中的調整和心理支持。在這個整合性治療中，患者需要與醫師密切配合，這樣才能根據每個階段的進展，逐步進行調整。例如，當藥物開始穩定症狀後，醫師可能會建議增加生活方式調整，如增加放鬆練習或改變飲食習慣，這些都是幫助你恢復健康的輔助手段。

在治療自律神經失調的過程中，最重要的是保持耐心，這是一個動態過程，隨著時間的推移和持續調整，身體會逐步恢復平衡。

因此，請不要因為一時的挫折而放棄，與醫師密切合作、定期回診並根據具體情況調整治療計畫，才能達到長期穩定的效果。

CH 5

讓自律神經更健康的 10種生活習慣

在日常生活中輕鬆有效管理自律神經

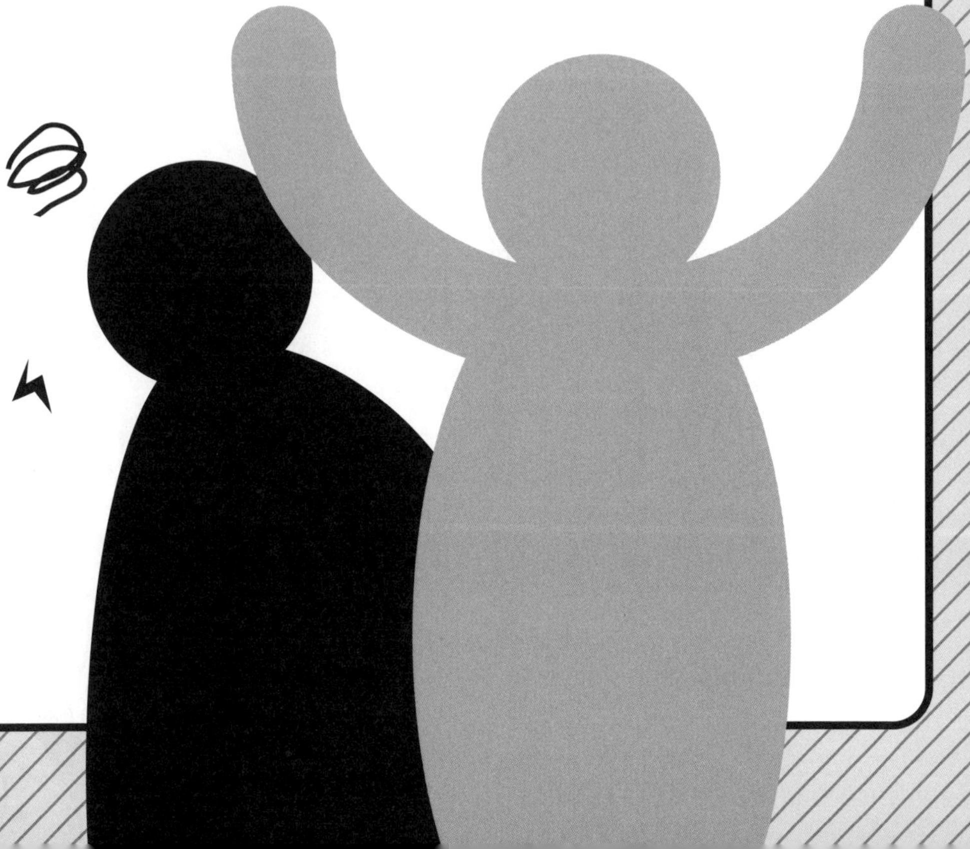

只要一點點調整，就能幫助到自律神經

自律神經失調常常讓人感覺到身體和精神上的不適，這是一種看不見、卻能深深影響日常生活的隱性病症。

從容易感到疲倦、睡眠品質差、消化問題，到視力模糊、壓力難以紓解，這些都是自律神經失調的常見表現。在此有一些簡單的生活習慣和方法，可以有效地輔助我們調節自律神經，改善這些困擾。

後文即將介紹十種日常生活習慣，每一個都經過精心設計，不需要複雜的器材或過度的努力，卻能幫助我們在日常生活中緩解自律神經失調帶來的不適。從飲食上的調整到呼吸，甚至是使用冷氣和除溼機來調節室內環境，這些方法都能幫助身體減少負擔，讓自律神經系統更容易平衡。

此外，我也會告訴你如何簡單地以「不吃早餐」來減少消化負擔，「睡前吃晚餐」以幫助腸胃高效運作，並探討為什麼適量的米飯和鹽分能夠提供自律神經所需的能量和穩定。還有一些看似微

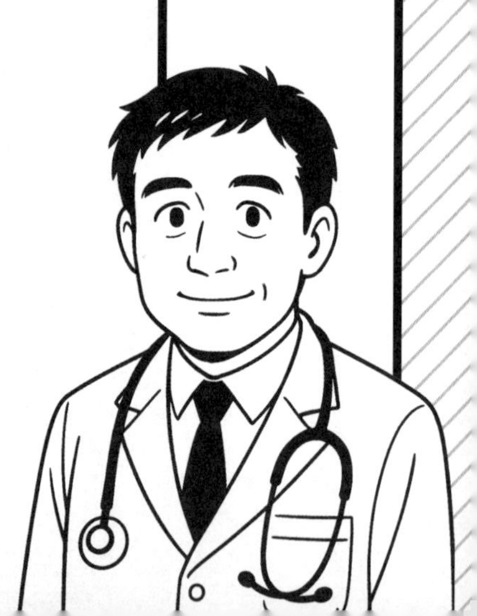

不足道的習慣，譬如「嚼無糖口香糖」刺激唾液分泌，或「調整手機螢幕」亮度來減輕視覺壓力，這些都能給日常生活帶來不小幫助。

最重要的是，我們將介紹能夠雙向調節自律神經的「腹式呼吸」，這是一種隨時隨地都能進行的自然調節方式。透過幾分鐘的簡單練習，就能明顯優化心跳變異率，幫助我們進入更深層次的放鬆狀態。

每一個習慣都經過仔細考量，目的是幫助我們在日常生活中，輕鬆有效地管理自律神經失調的症狀，只要一點點調整，就能讓你感受到生活中的變化，逐步恢復身體的平衡與健康。

健康好習慣①

不吃早餐，反而能保持自然的生理節奏

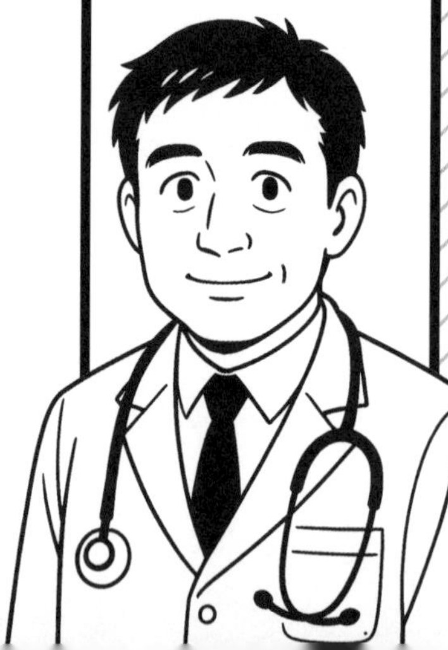

從小，我們就經常被告知「早餐是一天中最重要的一餐」，因為它可以提供能量，讓我們更有精神地開始一天的工作或學習。許多人認為，如果不吃早餐，整天都會感到虛弱、疲憊，甚至會影響健康。然而，從自律神經的角度來看，這樣的觀念並不適用於所有人，甚至在某些情況下，不吃早餐對自律神經反而更有益。

一般認為，早餐可以幫助我們補充能量，讓大腦清醒過來，提升早晨的專注力和效率。這樣的觀念在一般情況下或許成立，特別是對於一早就體力需求較高的人群。然而，對於自律神經失調的人，過早進食反而可能給身體帶來額外壓力。早晨起床時，我們的交感神經正在逐步啟動，幫助身體從休息狀態過渡到清醒狀態，如果此時進食，消化系統需要副交感神經介入，反而會打亂交感神經的正常啟動節奏，讓身體感到混亂，無法順利進入一天的活動狀態。

為什麼不吃早餐有助於自律神經的健康？

當我們睡醒後，身體正在逐步啟動，這是一個自然的過程，交感神經會逐漸活躍，讓我們清醒過來，準備面對一天的工作。如果在這個階段強迫自己進食——尤其是當你沒有真正感到飢餓時，副交感神經被迫過早介入消化過程，這可能會使自律神經失去平衡。

不吃早餐，尤其是在你不感到飢餓的情況下，能讓身體保持自然的生理節奏，避免強行讓消化系統進行不必要的工作。這樣，交感神經可以順利啟動，幫助你更好地應對早晨的工作和挑戰，並且不會讓副交感神經受到干擾，從而維持自律神經的平衡。

澄清誤解

不吃早餐並「不會」導致能量不足

許多人擔心不吃早餐會導致一整天的能量不足、無法集中精力。實際上，如果身體感到飢餓，自然會發出信號告訴你：該進食了。但如果早晨起床後，你並沒有明顯的飢餓感，強行進食反而會對身體造成不必要的負擔，並讓你感到昏沉、疲憊，甚至消化不良。

早餐不是一個硬性規定，特別是在你身體沒有需要的時候。對於許多因自律神經失調而感到疲憊的人，適當地延遲進食時間，甚至進行短時間的間歇性斷食，反而可以幫助身體自我調整，恢復自律神經的正常運作。你可以把身體想像成一臺剛啟動的機器，剛剛打開電源時，系統正在逐步啟動。如果你這時強行加入額外的工作負荷（如進食），機器可能會過載，反應變慢。同樣的道理，當你早晨醒來，身體正逐漸進入清醒模式，如果此時強迫消化系統工作，反而會讓自律神經處於混亂狀態，讓你感到疲憊和不適。

小結 不餓就不必吃早餐

雖然「早餐是一天最重要的一餐」的說法流傳甚廣，但對於自律神經失調的人來說，不吃早餐反而能讓身體有更多時間進行自我調節和清醒，避免強行進食帶來的負擔。如果你早上並不感到飢餓，便不需要勉強自己吃早餐，這樣可以減少自律神經系統的干擾，讓你能夠以更自然和健康的狀態開始一天的活動。

健康好習慣②

睡前吃晚餐，讓身體在睡眠時更好地修復

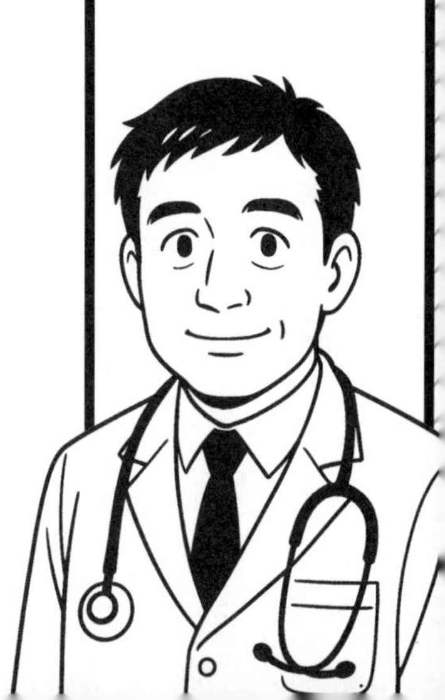

許多人認為，睡前吃晚餐會讓消化系統負擔過重，影響睡眠品質。他們覺得，晚上腸胃應該和身體一樣「休息」，因此認為晚餐太晚吃對健康不利。

然而，這是一個常見的誤解。事實上，睡前適當吃晚餐，反而能夠幫助自律神經系統平衡運作，讓身體在睡眠中更好地修復。

睡覺時腸胃應該也在休息？

很多人誤以為，睡覺時腸胃和其他器官一樣也進入休息狀態，因此擔心晚餐吃得太晚會給腸胃帶來過多負擔，影響整體健康。但實際上，睡眠時身體各系統仍在運作，尤其是腸胃，這時是它進

行修復和消化工作的最佳時機，如果完全空腹入睡，反而會讓腸胃無法進行正常的消化工作，導致自律神經失調。

為什麼睡前吃晚餐有助於自律神經健康？

自律神經系統由交感神經和副交感神經組成。交感神經負責我們在白天活動時的警覺和能量消耗，而副交感神經則在我們休息或睡眠時啟動，促進身體修復和能量儲存。當我們進入睡眠狀態，副交感神經會幫助消化系統更加高效地運作。

如果我們睡前適當地吃晚餐，副交感神經能在睡眠時更好地幫助腸胃進行消化，減少白天因壓力或緊張情緒帶來的消化不良問題。如此一來，消化系統不僅能夠在休息中工作，還能讓身體獲得足夠的能量進行修復，從而促進身體的平衡。

晚餐時間接近睡前的好處

○促進消化：腸胃在睡眠中消化能力最強，身體其他部分活動減少，腸胃能更有效率處理食物。

○提升睡眠品質：晚餐時間接近睡前，身體可以更快進入休息狀態，減少半夜起床的次數，並且有效降低夜間頻尿的情況。

○減少焦慮感：適當的晚餐進食會刺激副交感神經的運作，有助於快速進入放鬆狀態，讓睡眠的品質更好。

然而，值得注意的是，晚餐的內容和份量也至關重要。選擇適量的食物，避免油膩、高糖的食物，這樣不僅能促進消化，還能避免睡前因食物過量而感到不適。

澄清誤解 腸胃在睡覺時不休息

再次強調，「睡覺時腸胃需要與身體一樣休息」是誤解。事實上，腸胃在睡眠時的工作更有效率，因為這時候身體處於放鬆狀態，副交感神經掌握主導地位，能更好地幫助消化。如果在睡前進食適量的晚餐，腸胃能夠在休息的時候進行有效的消化工作，而不會因為空腹或過度節制飲食而影響消化功能。

把副交感神經想像成夜間值班的修理工，當你睡覺時，它開始幫助身體進行修復和恢復，腸胃這時候並不需要「休息」，而是依賴副交感神經的幫助處理食物、消化營養。如果你空腹入睡，就像修理工來了卻沒有工作要做，腸胃無法得到應有的運作機會，可能會導致消化功能變得更差。

小結 晚餐晚點吃

睡前適當進食晚餐並不會給腸胃帶來負擔，反而能夠幫助副交感神經在你休息時有效地促進消化。腸胃並不在睡覺時「休息」，而是在這段時間內更好地完成消化和修復工作。

因此，適量的晚餐能讓身體更好地進入修復模式，保持自律神經的平衡，提升睡眠品質和整體健康。

健康好習慣③

少青菜多米飯，避免加重腸胃的失調

在大眾的飲食觀念中，青菜經常被認為是健康的象徵，尤其是富含纖維的蔬菜，許多人相信多吃青菜有助於促進消化並保持身體健康。然而，對於自律神經失調的人來說，攝取過多青菜可能並非健康之道，反而會加重腸胃的負擔，讓身體的消化工作變得更加困難。

多吃青菜真的能促進消化？

青菜富含膳食纖維，許多人認為有助於腸道蠕動，促進排便和消化，因此多吃青菜對腸胃有益。然而，這種觀念忽略了長纖維對腸胃的負擔，尤其是當你處於自律神經失調狀態時，消化功能已經變弱，此時如果大量攝取難以消化的纖維，腸胃無法順利處理這些食物，反而可能會讓問題變得更嚴重。

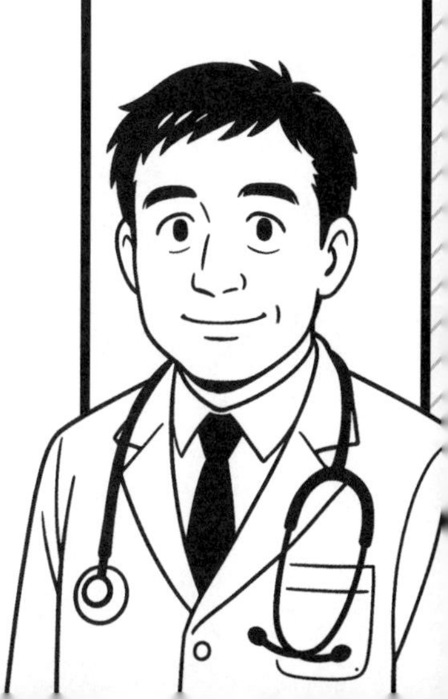

為什麼自律神經失調時少吃青菜、多吃米飯反而好

自律神經控制消化系統的運作，自律神經失調時，副交感神經無法有效發揮作用、幫助消化，腸胃的蠕動和消化能力因此減弱。富含纖維的青菜原本就很難被消化吸收，若再加上無法放鬆，那腸胃將因此承受更大的負擔。

青菜中的長纖維無法被人體有效分解和消化，這需要腸胃進行大量的蠕動來推動纖維通過消化道，如果腸胃功能已經減弱，吃過多的青菜只會加重消化不良、脹氣和便祕等問題，讓腸胃更加疲憊無力。

相對來說，米飯等碳水化合物則更容易被分解和吸收，並帶有順暢排便不可或缺的短纖維，還能夠提供穩定的能量，減少腸胃負擔，幫助自律神經恢復平衡。

澄清誤解

纖維並非總是有益

雖然青菜中的纖維對一般人來說有益，但對於自律神經失調、消化功能弱的人，過多的纖維只

會加重腸胃負擔，導致腸胃不適。此時，適量攝取易消化的碳水化合物（如米飯）能夠讓消化系統更輕鬆地運作，避免因消化不良而加劇自律神經失衡。

腸胃就是一臺消化機器，青菜中的長纖維就像難以分解的物質，機器需要花更多時間和精力處理，若機器已運作不正常，再添加過多的難分解物質（青菜），只會讓它更加遲鈍。而米飯等易於分解的碳水化合物則像是平順的燃料，能快速被消化和吸收，不會給這臺「機器」帶來額外負擔。

小結　避免攝取過多青菜

當自律神經失調時，腸胃的消化能力已經下降，此時多吃含長纖維的青菜只會加重腸胃的負擔，讓消化變得更加困難。相反，少吃青菜、多吃米飯等易消化的碳水化合物，能夠減輕腸胃的工作量，幫助自律神經恢復平衡。選擇適量、易消化的食物，才能讓身體獲得更好的修復機會，促進消化系統的正常運作。

健康好習慣④

少吃水果，以免過度刺激腸胃和交感神經

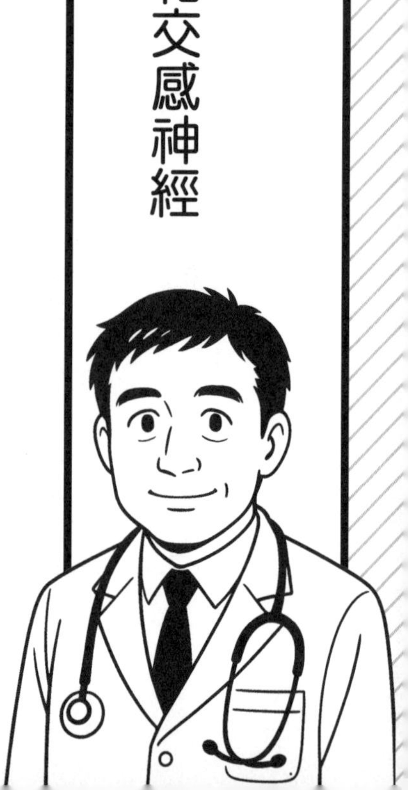

水果長期以來被視為健康飲食的一部分，許多人認為多吃水果可以補充維生素、促進消化並增強免疫系統。

然而，對於自律神經失調的人來說，過量攝取水果中的糖分和果酸可能會給身體帶來額外的負擔，進一步加劇自律神經的失衡。

水果愈多愈健康？

水果富含維生素和纖維，這讓大多數人認為多吃水果無疑對健康有益。但事實上，水果中的天然糖分（果糖）和果酸，對於自律神經失調的人來說，可能並沒有想像中那麼友善。

過量的糖分和果酸會刺激腸胃和交感神經，讓身體的運作節奏變得更加不穩定，進一步加重失調的狀態。

為什麼自律神經失調時應少吃水果？

○果糖對自律神經的影響：水果中的果糖需要肝臟和胰臟共同參與代謝，而自律神經失調的人可能已經出現代謝功能減弱的問題。

當身體快速吸收大量的糖分時，會引發血糖波動，這會刺激交感神經過度活躍，進一步打破自律神經系統的平衡。

○果酸對腸胃的刺激：柑橘類和一些高酸性水果含有大量果酸，對消化系統較弱的人來說，可能會加劇胃酸逆流或腸胃不適。

由於自律神經失調時，腸胃消化功能變弱，過多果酸會讓腸胃更加敏感，導致消化不良、脹氣等問題，讓副交感神經難以發揮正常的修復功能。

○水果纖維與腸道健康：水果雖然富含膳食纖維，但對於消化功能較差的自律神經失調者來說，這些纖維也可能會加重腸胃負擔。

因為纖維需要腸道強勁的蠕動來消化，而自律神經失調會導致腸胃蠕動減弱，進而引發便祕或腹瀉等消化問題。

澄清誤解
適量攝取水果比大量更健康

雖然水果含有豐富的維生素和纖維，但過量攝取並不會帶來更多的健康益處，反而可能因為糖分和果酸的過度攝入而造成負面影響。對於自律神經失調者來說，適量攝取低果糖、低果酸的水果，並且避免高纖維水果，能夠幫助維持腸胃的穩定和自律神經的平衡。

將水果中的果糖和酸性物質比喻成「快速燃料」，它們能夠迅速為身體提供能量，但也容易讓系統過載。

而如果身體的代謝和消化系統（由自律神經調節）已經不是那麼穩定，這些快速燃料將會讓系統無法正常運作，導致過度活躍或崩潰，對身體無益。因此，建議適當少吃水果，讓身體保持穩定運作，才是有益自律神經健康的做法。

小結 水果不要吃太多，選擇低酸、低果糖的品種

水果雖然富含營養，但對自律神經失調者來說，過量攝取水果中的糖分、酸性物質以及纖維可能會加重腸胃負擔，引起血糖波動，進一步削弱自律神經的平衡。適量攝取水果，並選擇低酸性、低果糖的品種，對於維持身體健康和穩定自律神經更為有益。

健康好習慣⑤

喝足夠的水分，促進自律神經的調節

水分對於維持健康和身體運作至關重要，但許多人往往忽略了飲水的重要性，甚至只有在感到口渴時才開始喝水。對於自律神經失調的人來說，保持充足的水分攝取能夠幫助身體平衡運作，促進自律神經的調節，讓交感神經與副交感神經保持和諧的節奏。

渴了再喝水，就夠了嗎？

許多人認為只有感到口渴時才需要喝水，這樣可以避免頻繁上廁所或打亂日常活動。實際上，口渴是身體向你發出的「求救信號」，說明你已經處於輕度脫水狀態，這對自律神經的平衡會產生不利影響。對於自律神經失調的人來說，缺水會進一步加劇神經系統的失衡。

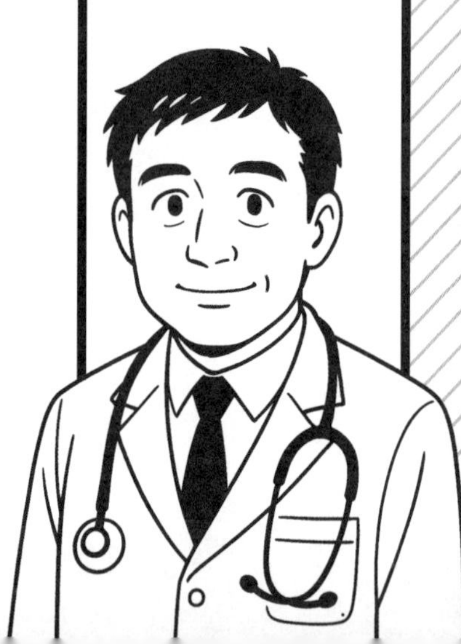

你可以將喝水比喻成給身體澆水的過程，想像你有一盆植物，如果你等到它葉子開始枯黃才澆水，那麼植物就會難以恢復健康。同樣地，身體如果等到口渴才補水，會讓自律神經承受過多壓力。而當你定時喝水，正如植物每天定量得到澆灌，才能維持身體穩定運作。

喝足水分對自律神經的幫助

○**水分維持神經傳導的順暢：**自律神經需要穩定的水分補給，以保持良好的神經傳導和電解質平衡。如果水分不足，神經傳導速度會變慢，容易讓交感神經處於過度緊張的狀態，副交感神經無法有效運作，這會導致你的身體始終處於「高速運轉」狀態，無法放鬆和修復。

○**水分促進血液循環和代謝：**身體缺水時，血液會變得黏稠，血流速度變慢，心臟和交感神經需要付出更多努力維持身體運作。充足的水分能幫助血液保持相對好的流動性，讓副交感神經在適當的時候啟動，幫助身體修復和消化，從而減輕自律神經的負擔。

○**水分對消化系統的重要性：**腸胃在自律神經的調控下進行消化，但當缺水時，消化功能變差，可能會出現便祕、消化不良等問題。規律的飲水能幫助食物更順利地在腸道內移動，讓副交感神經更容易管理消化系統，減少消化不良對自律神經的壓力。

喝水時的自然閉氣止息，能加速副交感神經的啟動

喝水時，自然地閉氣止息是一種不經意間的放鬆技巧。

當你喝水時，會暫時停止呼吸，這種短暫的「閉氣」能促使副交感神經更快啟動，幫助身體進入放鬆狀態，就像深呼吸的效果一樣。這種閉氣的動作能讓心跳減慢、血壓下降，有助於從緊張中釋放出來。

閉氣止息可以譬喻作一個小小的「暫停鍵」。當你喝水時，短暫地閉氣讓身體稍作休息，就像按下暫停鍵，讓緊張的神經得到片刻放鬆，這樣的過程能讓副交感神經更好地調節身體，使人更容易進入放鬆狀態。

喝溫熱水

每當感到焦慮或心悸的時候，建議可以慢慢地喝一口溫水，感受水流經過喉嚨的溫暖，幫助身體自然而然地放鬆。要特別注意的是：避免飲用冰水或過燙的水，溫熱的水最能帶來舒適感和放鬆效果。

小結

喝足水分——定時喝，而不是渴了才喝

飲用足夠水分對於保持自律神經的穩定至關重要，它不僅有助於促進神經傳導、血液循環和消化系統的健康，還能減輕自律神經的負擔。

由於我們張口喝水時，會自然閉氣止息，這動作能有效幫助副交感神經啟動，促進身體自我調整，進入放鬆狀態。

定時且充足地飲水，能讓你保持身心平衡，減少自律神經的壓力。

健康好習慣⑥

鹽要吃夠，神經系統才能正常運作

多數人普遍認為，清淡飲食有助於保持健康，尤其是預防高血壓等心血管疾病，因此會刻意減少鹽分的攝取，甚至追求無鹽飲食，但這對自律神經失調的人來說反而不利，因為可能會導致身體缺乏必要的營養和鹽分，進而感到虛弱無力，神經系統無法正常運作。

吃得愈清淡愈健康？

吃得愈清淡就愈健康，鹽分愈少對身體愈好。這種觀念在預防高血壓和心血管疾病時有一定的道理，但過度清淡的飲食會讓身體缺乏必需的鹽分，進而影響電解質的平衡，讓人感到虛弱無力。

尤其是對於自律神經失調的人來說，鹽分不足會讓神經系統無法正常運作，進一步加劇失調。

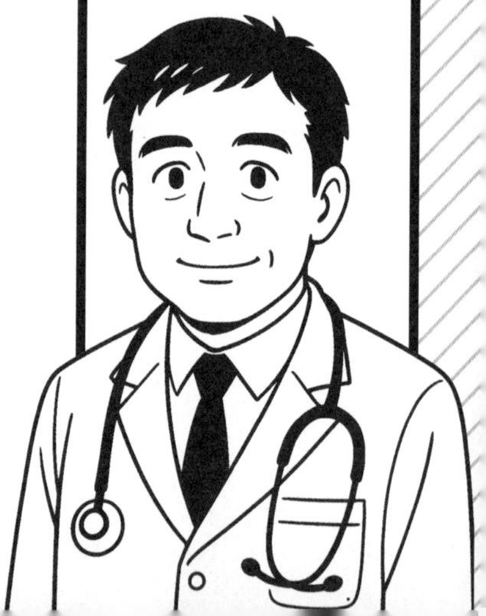

為什麼適量的鹽對自律神經至關重要？

○**鹽分維持體內電解質平衡**：食鹽中的鈉離子是維持體內電解質平衡的關鍵元素，而電解質又與自律神經調控心跳、血壓和消化等功能相關。如果鹽分攝取過少，體內電解質可能會失衡，這將會讓神經傳導變得不穩定，導致身體無法正常調節運作。這就是為什麼飲食過於清淡的時候，人會感覺到虛弱無力，甚至可能出現頭暈、低血壓等症狀的原因。

○**鹽分幫助穩定血壓和促進血液循環**：鹽分有助於保持血壓的穩定，讓血液循環順暢。當鹽分攝取過少時，血液中的水分無法被有效保留，可能會導致低血壓，進而讓人感覺疲憊無力。對自律神經失調的人來說，穩定血壓對於保持交感神經和副交感神經的平衡非常重要，適量的鹽能幫助身體維持平衡，避免低血壓帶來的虛弱感。

○**鹽分支持消化功能**：鹽有助於胃酸分泌，進而幫助食物消化，如果鹽分攝取不足，消化系統可能無法順利產生足夠的胃酸來分解食物，這會導致消化不良。對於自律神經失調者來說，腸胃消化功能本身可能已經比較弱，適量的鹽能幫助促進胃酸分泌，減少腸胃的負擔，讓消化過程更加順暢。

過度清淡會導致虛弱無力

過度清淡的飲食，特別是強調完全無鹽的餐點內容，身體會因為鹽分不足而變得虛弱無力。鹽分是身體內水分平衡和能量代謝的重要元素，如果長期攝取過少的鹽，會導致血壓過低，使人疲勞、頭暈，甚至無法專注。對於自律神經失調的人來說，這種狀況當然無益於神經平衡，反而可能使症狀惡化。想像你正在煮湯，適量的鹽能夠提升湯的風味，讓湯更加美味。但如果完全不加鹽，湯喝起來就會沒有味道，缺乏滋味。同樣地，身體也需要適量的鹽來保持運作平衡。完全無鹽或過度清淡的飲食會讓身體失去活力，難以維持日常的正常運作。

小結　避免無鹽飲食或飲食過度清淡

過度清淡的飲食導致鹽分攝取不足，令身體虛弱無力，影響自律神經的正常調節；適量鹽分有助於保持電解質平衡、穩定血壓並支持消化功能。對於自律神經失調者來說，冒然減鹽，以為清淡飲食可幫助自己更健康，恐怕會適得其反。

健康好習慣⑦

嚼無糖口香糖，透過咀嚼動作刺激神經系統

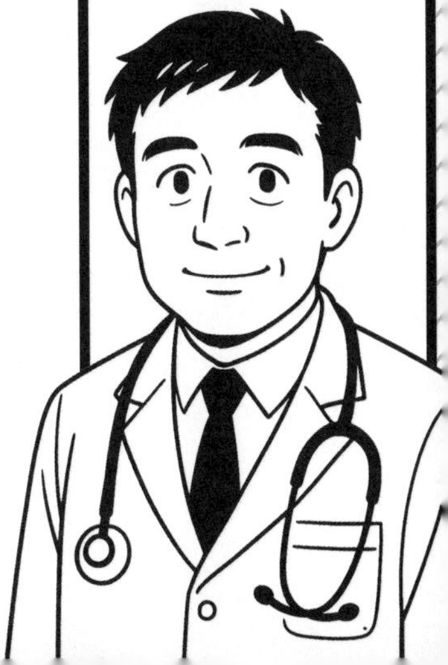

嚼口香糖被許多人用來提神、清潔口腔或改善口氣，尤其是無糖口香糖，因為不含糖分，更被認為是健康的選擇。

對於自律神經失調的人來說，咀嚼無糖口香糖不僅能透過動作刺激神經系統，幫助身體放鬆，還能刺激唾液分泌，幫助緩解口乾的問題。

咀嚼能幫助自律神經調節

○咀嚼動作與副交感神經的關聯：咀嚼是一個簡單的動作，但它能夠透過刺激口腔神經，促進副交感神經的活躍。這是因為咀嚼與消化系統相關，而副交感神經負責控制消化功能。

當我們咀嚼時，身體會自動進入「準備消化」的模式，這能幫助身體從緊繃的備戰狀態中逐漸放鬆。

◯幫助緩解交感神經的過度活躍：在面對工作、家事、學業或緊張情緒時，交感神經常會變得過度活躍，讓我們感覺到焦慮或不安。**咀嚼口香糖這個簡單的動作，能讓大腦轉移注意力，幫助交感神經逐漸放鬆，讓副交感神經更好的運作**，讓身體恢復應有的平靜。

刺激唾液分泌，緩解口乾

咀嚼無糖口香糖還有一個重要的作用，就是刺激唾液分泌。

對於自律神經失調的人來說，口乾是常見症狀，尤其是當副交感神經功能減弱時，唾液分泌可能會減少。這時，嚼無糖口香糖是一個簡單有效的短期解決方法，幫助增加口腔的濕潤感，緩解口乾的不適。

無糖口香糖中的成分，如木糖醇，不僅不會損害牙齒，還能幫助保持口腔清潔。同時，透過刺激唾液分泌，也有助於中和口腔中的酸性，保護牙齒健康。

小結 嚼口香糖對自律神經有益處——選無糖的

嚼無糖口香糖不僅能透過咀嚼動作來調節自律神經，幫助副交感神經活躍，還能有效刺激唾液分泌，緩解口乾的問題。

這個簡單的小習慣，不僅能讓你找到片刻的放鬆，還有助於保持口腔健康，是一個非常實用的健康小技巧。

健康好習慣⑧

在家就開空調或除溼機，減少身體的壓力

對於自律神經失調的人而言，身體往往會對環境變化更加敏感，包括光線、氣味、溫度、濕度。拿溫濕度來說，由於自律神經的調節能力變差，導致身體難以適應過高或過低的溫濕度。這時，使用空調或除溼機來保持室內的良好溫濕度環境，能讓失衡的神經系統暫時不在此費力，更好地維持穩定、促進健康。

自律神經失調者的敏感性與環境調節

○過高的濕度增加體感壓力：高濕度會讓身體感覺悶熱和黏膩，尤其在臺灣潮濕的氣候之下，自律神經失調的人更容易感受到這種壓力，導致無力、疲倦或一股說不上來的煩躁。當空氣中濕

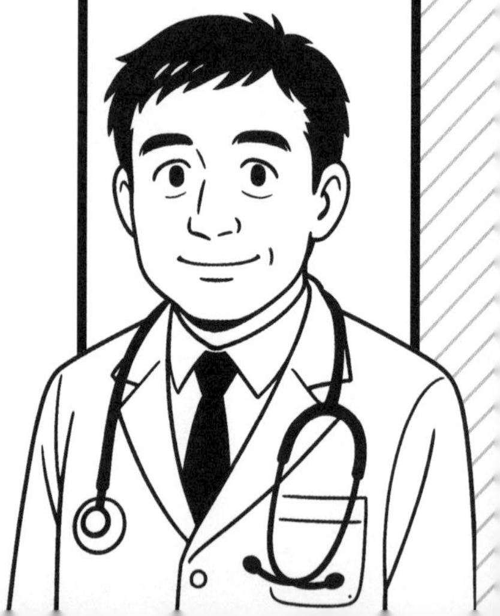

度過高時，汗液難以蒸發，身體散熱困難，這會讓交感神經更加過度活躍，使身體進一步承受不舒適感。

○**過高的溫度讓交感神經過度活躍**：自律神經失調者容易因環境溫度的變化感到不適。當室內溫度過高時，交感神經會持續處於活躍狀態，讓身體無法放鬆，進而引發疲勞、焦慮甚至心悸等不適症狀。身體無法有效調節溫度，長時間處於高溫環境下，會造成神經系統的負擔。

使用空調或除溼機來改善自律神經健康

○**適當的溫度範圍在攝氏26～28度**：在家中適當使用空調，保持室內溫度在攝氏26～28度，是一個能讓身體感到舒服而又不過度依賴冷氣的範圍。這樣既能避免過高溫度對交感神經的刺激，也能幫助身體在休息時保持放鬆，對自律神經失調者來說，這樣的溫度不會讓身體過冷或過熱，有助於減少神經系統的負擔。

○**濕度控制在40～50％，舒適的乾濕平衡**：當室內濕度保持在40～50％，身體會感到更舒適，不會因為過度潮濕或乾燥而渾身不對勁。特別是在臺灣的梅雨季或潮濕環境下，使用除溼機能有效改善空氣中的濕度，避免身體在高濕度環境下承受負擔，有益於自律神經系統保持穩定。

利用現代設備維持健康環境

對於自律神經失調者來說，適應環境變化的能力下降，因此利用現代化的設備來調節，是保持身體穩定的有效方法。運用空調和除溼機控制溫度和濕度，能幫助身體避免因外界環境變化而引發緊張不適，幫自律神經省省力，給它更好的恢復機會。

小結

調節溫濕度，避免環境變化引發緊張不適

自律神經失調者對環境變化非常敏銳，尤其是在高溫和高濕的情況下，特別容易引發不適感。

適當使用空調將室內溫度保持在26～28度，並使用除溼機將濕度控制在40～50％，可以幫助身體維持穩定的內環境，減少自律神經系統平衡外在環境的壓力，這些現代化設備是改善居住環境的重要工具，也是促進神經系統穩定的好幫手。

健康好習慣⑨

調整手機螢幕亮度，以免強光刺激自律神經

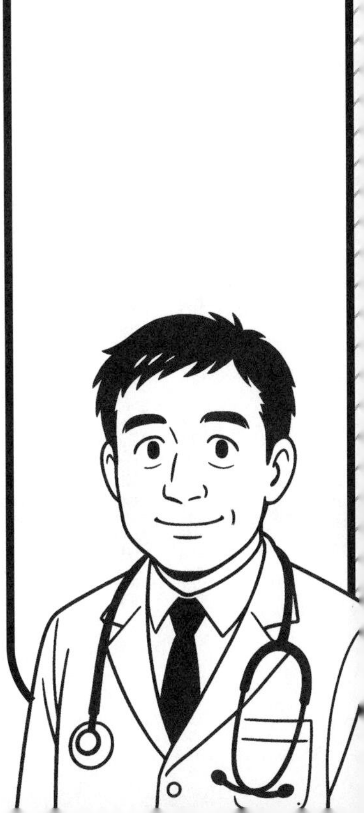

自律神經失調的人常會感到視線模糊、畏光，這是因為自律神經的調節功能不穩定，影響瞳孔的正常運作，導致眼睛難以適應外界光線的變化。當我們使用手機或電腦時，螢幕的亮度過高會加重這種不適，甚至讓視覺壓力增加。透過適當調低手機螢幕亮度，可以讓眼睛得到放鬆，減少視覺壓力。只要眼睛舒服了，你會發現連帶頭也不痛了。

自律神經與瞳孔調節

○**瞳孔調節與視力模糊：**瞳孔的大小調節是由自律神經控制，當自律神經失調時，瞳孔的收縮和

擴張功能可能出現異常。這會導致眼睛無法迅速適應不同強度的光線，進而造成視線模糊，有時還會出現畏光的情況。當瞳孔無法正常調節，眼睛在看亮光或螢幕時會變得更加疲勞，有時會讓人有視力變差的錯覺。

○**強光與自律神經的負擔：**手機螢幕或其他電子設備亮度過高，眼睛需要更努力調節瞳孔來適應強光，這當然會加重自律神經的工作負荷，讓交感神經、副交感神經的配合變得更不順暢。

調整螢幕亮度的好處

○**減少視覺壓力，改善視力感受：**對於自律神經失調者來說，適當調低手機螢幕或其他電子設備的亮度，能減少眼睛在強光下所承受的壓力，讓瞳孔不需要過度調節，從而緩解視線模糊和畏光的問題。當螢幕亮度變低的時候，眼睛便能更輕鬆地適應外界光線變化，用眼不費力，視力也會變得更加清晰。

○**避免強光對自律神經的刺激：**當螢幕亮度過高時，眼睛會不斷受到強光的刺激，會促使交感神經更加活躍，進一步干擾自律神經的調節功能。調低螢幕亮度能減少這種刺激，幫助自律神經保持穩定，避免眼睛過度疲勞。

如何調整螢幕亮度？

○**自動亮度調節**：將手機或電腦螢幕設為自動亮度調節模式，讓設備根據環境光線自動調整亮度，避免過亮或過暗的情況。

○**手動調整到舒適的亮度**：如果自動調節功能無法滿足你的需求，可以手動將螢幕亮度調低至感覺舒適的範圍。我的建議是螢幕亮度不要超過環境光線的50%，這樣能減少眼睛的負擔，保持視力穩定。

像調整房間的燈光

想像一下當你在看電影時，如果室內燈光太亮，螢幕上的畫面會顯得黯淡無光，眼球得花更多力氣才好聚焦。同樣地，當手機或電腦螢幕亮度過高時，眼睛也會感受到過多的光線壓力，難以適應，導致視線模糊和疲勞。

調低螢幕亮度就像調暗房間燈光一樣，能讓眼睛更輕鬆地專注於螢幕內容，減少光線干擾，讓視覺更清晰。

視覺壓力的緩解

當房間的燈光變柔和時，整個環境將變得更加放鬆。同樣地，手機螢幕的亮度調低後，眼睛會在第一時間感受到壓力減輕，不僅能改善視覺效果，還能幫助自律神經的調節，避免強光刺激讓交感神經過度活躍。

小結 螢幕別太亮，就不會干擾自律神經調節！

對於自律神經失調者來說，瞳孔調節異常會導致視線模糊、畏光等問題，調低電子設備的螢幕亮度，可以減少視覺壓力，讓瞳孔不必過度調節，進而改善視力。同時，也能幫助自律神經系統保持穩定，減少強光對神經的刺激，讓眼睛和身體都感到更放鬆。

健康好習慣⑩

練習腹式呼吸，幫助副交感神經活躍

呼吸是我們日常生活中最自然的生理運動，但它也是一種能雙向調節自律神經的強大工具。呼吸練習更是一種隨時隨地都可以進行，利於調節自律神經的方法。特別是腹式呼吸，透過這種呼吸方式，我們能有效地幫助副交感神經活躍，促進身體放鬆和平衡。

呼吸如何雙向調節自律神經？

○**呼吸影響交感和副交感神經**：自律神經系統包含交感神經（負責緊張與警覺狀態）和副交感神經（負責放鬆與修復）。當我們呼吸急促時，交感神經會被啟動，而當我們放慢呼吸時，副交感神經就會接管，讓身體進入放鬆狀態。

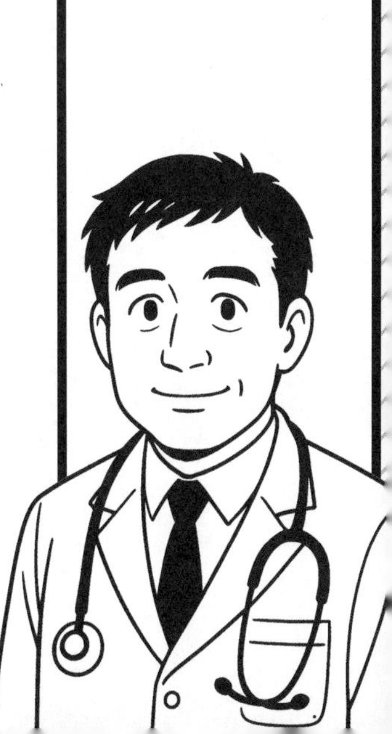

腹式呼吸是一種有效刺激副交感神經的方式，幫助我們調節自律神經，減少壓力。

○**腹式呼吸促進副交感神經活躍**：在腹式呼吸中，吸氣時讓腹部隆起，呼氣時讓腹部內縮，吸氣吐氣之間能活絡、調節自律神經；因交感神經過度活耀而作用不顯的副交感神經也會更好地被喚醒，使整個身體的緊張感逐漸消退，心跳頻率變得更穩定。

為什麼腹式呼吸適合自律神經失調者？

○**緩解壓力和焦慮**：進行腹式呼吸可以讓呼吸變得更深、更慢，從而降低交感神經的活躍程度，幫助我們放鬆。

對於經常感到焦慮或壓力的自律神經失調者來說，這是一個非常簡單、有效且隨時可實作的自我調節工具。

○**隨時隨地進行，靈活簡單**：腹式呼吸不需要特定的場所或時間，每次只需要練習2分鐘，隨時隨地都可以進行。

你可以在感到壓力湧現或身體不適時，花幾分鐘來放鬆自己。如果覺得抓到很適當的呼吸節奏，想要延長練習時間也是可以的，但不用勉強，根據自己的感受來調整即可。

○**循序漸進地練習：**練習腹式呼吸時，每次吸氣和呼氣可以從4秒開始，吸氣時慢慢讓腹部鼓起，呼氣時感受腹部內縮。隨著練習的進步，可以逐漸拉長吸氣和呼氣的時間，進一步促進副交感神經的作用，讓身體進入更深的放鬆狀態。

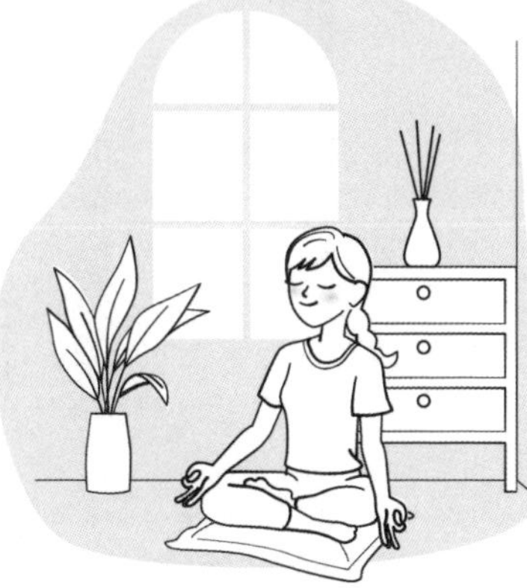

腹式呼吸是隨時都能進行的自律神經調節工具

如何進行腹式呼吸？

1 **選擇舒適的姿勢：**你可以坐著或躺著，將一隻手放在腹部，感覺每次吸氣時腹部的隆起和呼氣時的內縮。

2 **吸氣4秒，吐氣4秒：**開始時，吸氣時間持續4秒，默數即可。讓空氣充滿腹部；然後呼氣時也在心中慢慢數到4，讓空氣排出。隨著練習的進步，你可以逐漸拉長吸氣和吐氣的時間到6秒或8秒，這樣放鬆的成效更顯著。

3 **每天練習多次：**每天可以進行多次腹式呼吸練習，每次2分鐘即可。如果覺得舒服，時間可以延長，但不需要勉強自己。這是一個靈活且輕鬆的練習，完全可以根據你的需求調整。

呼吸節奏調整是自律神經調節的自然方法，即使一開始做不到腹式呼吸，只要放慢吸氣和吐氣的速度也能發揮很好的效果。呼吸是自律神經主掌的生理機能中，少數也同時可以被我們主動控制的部分。無論是什麼時候，放慢呼吸都能有效幫助身體進入更平靜的狀態。

小結 正確的呼吸，讓身體更平靜、更平衡

腹式呼吸是一個能夠雙向調節自律神經的強大工具，透過簡單的呼吸動作，能有效地刺激副交感神經，減少壓力和焦慮。每次只需練習2分鐘，循序漸進地從4秒的吸氣和呼氣開始，隨著練習進步逐漸延長時間，是一個隨時隨地都能進行的簡單習慣，特別適合自律神經失調者幫助身體恢復平衡。

生活調整輔助康復，不可忽略專業治療

前文所推薦的十種日常生活調整方法都很簡單，也確實能在日常生活中為你的康復增添不少助力，但要記得，日常生活的調整只是輔助性的措施。自律神經要真正恢復健康的核心，仍需倚仗專業的醫療治療。好比建造一座房子，生活上的調整如同內部的裝潢與設計，讓你住得更加舒適，但真正決定房子是否堅固耐久的，仍在於紮實的地基以及牢固的鋼骨結構。

同樣的，無論是呼吸練習、伸展運動，還是飲食調整，這些方法雖能有效幫助你緩解症狀，但要徹底康復，關鍵還是與醫師合作，遵循科學的療程。只有在專業治療的基礎上，身體的自律神經才能逐漸恢復平衡，重拾健康的生活。

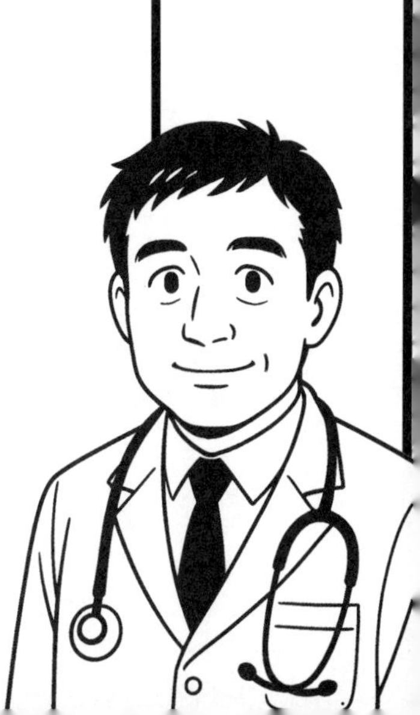

CH 6

自律神經失調時應避免的3種行為

這些看似有益的行為，反而可能讓情況更糟

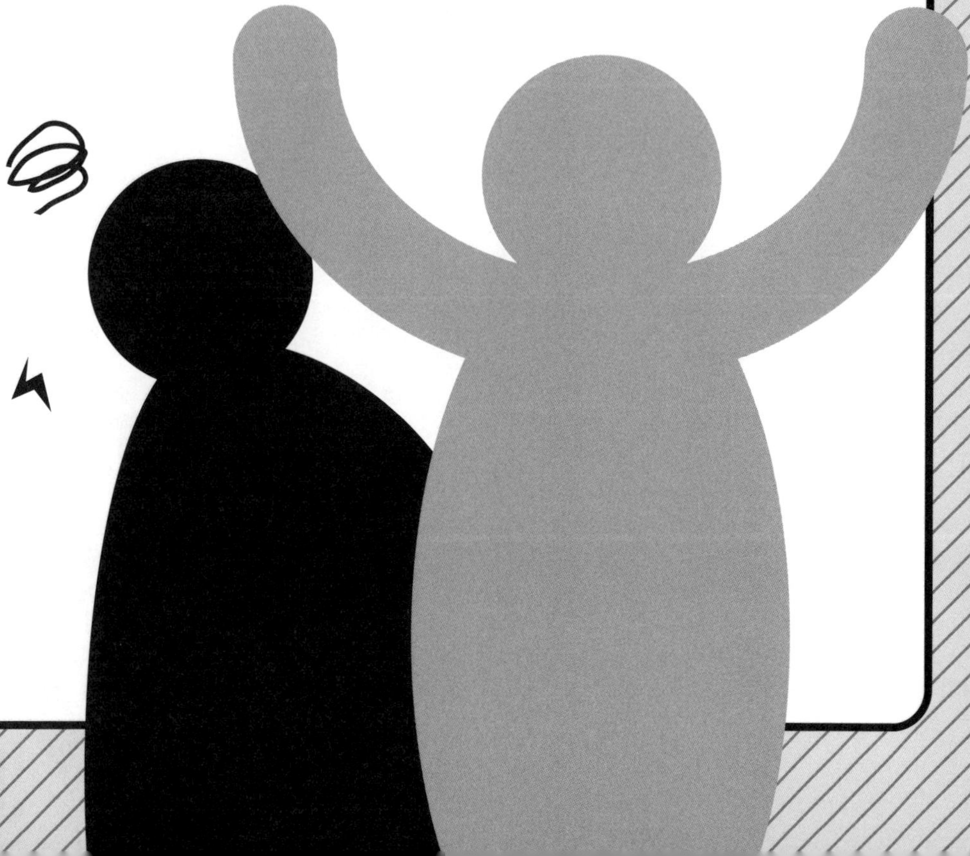

過度強調某種行為，會造成自律神經更混亂

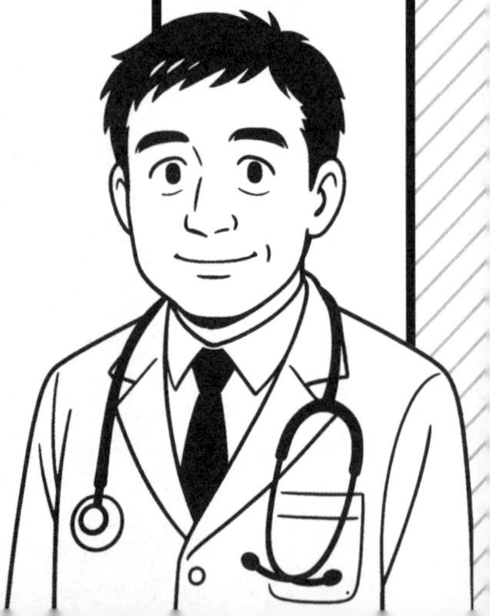

當我們感到身體不適、精神疲憊時，很多人會下意識地採取一些行動來改善這種狀況，例如強迫自己進行運動、嘗試放鬆或堅持以往的作息規律。然而，當自律神經失調時，這些看似有益的行為，反而可能讓情況變得更糟。

自律神經負責調節身體平衡，當它失調時，強迫身體進行某些不合時宜的活動，不僅無法恢復平衡，反而可能進一步加劇失衡。換句話說，當自律神經已經處於混亂狀態，過度強調某些行為，可能會讓身體承受更多壓力，無法得到應有的休息和調整。

接下來，我們將探討三種在自律神經失調時應該避免的行為——強迫運動、逼自己放鬆、堅持固有作息。

這些行為看似幫助你恢復健康，但實際上卻可能讓自律神經更加無法平衡。我將進一步解釋為什麼它們會對自律神經失調帶來不良影響，讓你更清楚地理解如何真正幫助身體恢復平衡。

要避免的行為①

不要強迫自己運動

運動有助於保持身體健康，許多人認為只要持續運動，就能緩解壓力、增強體力。然而，當自律神經失調時，強迫自己運動可能適得其反，甚至會進一步惡化問題；這是因為自律神經系統在調節運動和休息之間的平衡中，具有至關重要的影響。

自律神經與運動的聯繫

自律神經系統中的交感神經主導運動時的身體反應。當你運動時，交感神經會加速心跳、提高血壓，讓你有足夠的能量完成運動，而副交感神經則負責在運動後幫助身體恢復，讓你進入放鬆狀態，進行修復和恢復能量。

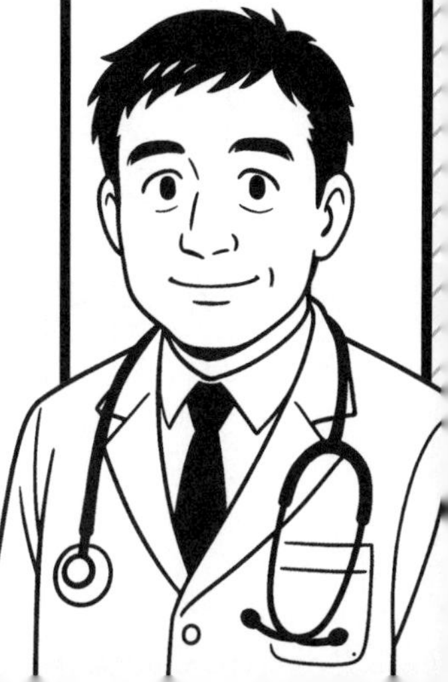

當自律神經失調時，彈性平衡的能力已經被打破，交感神經可能過度活躍，讓身體處於持續緊繃狀態。如果這時再強迫自己進行高強度運動，交感神經的活躍會進一步加劇，使身體無法得到應有的放鬆和恢復。結果，不但沒有達到運動帶來的正面效果，反而會讓身體更加疲憊。

為什麼強迫運動會讓情況惡化？

強迫自己運動，特別是在自律神經已經失調的情況之下，反而會使身體長時間處於壓力狀態，使情況更糟。

運動本身是對身體的挑戰，當自律神經功能正常時，這種挑戰會促進健康。但當自律神經失調時，身體可能已經承受了過多的壓力，強迫運動只會更消耗能量，削弱身體的恢復力，就像在燃料不足的情況下，還不停讓車子加速，最終導致引擎受損。

想像你身體裡的自律神經系統就像車子引擎，在正常情況下，運動相當於踩油門，讓引擎加速，幫助你達到更高效的運作。但是，當引擎過熱時，應該要讓它休息、冷卻。如果在引擎過熱的狀態下還不停加速，最終可能導致引擎過載，車子就無法正常運作。同樣，當自律神經失調時，身體需要的是恢復，而不是進一步施壓。

運動與恢復的平衡

運動對健康有益，但前提是身體處於適合運動的狀態。如果自律神經失調，身體就是需要更多的修復和放鬆，而非更多的運動挑戰。在這種情況下，應該選擇一些溫和的活動，例如輕鬆的散步、瑜伽或深呼吸練習，促進副交感神經的活躍，幫助身體進入恢復狀態，而不是更多的刺激。強迫自己運動，特別是在自律神經失調時，只會加重身體負擔，讓交感神經持續活躍，無法給予身體必要的休息和修復。

適當的運動應該是基於身體的實際狀況，強調恢復而非挑戰，這樣才能真正幫助自律神經系統恢復平衡，達到身心健康的目標。

要避免的行為②

「不要」逼自己放鬆

當壓力過大或感覺精神緊張時，很多人會嘗試告訴自己「要放鬆」。放鬆的確是對抗壓力和恢復身心平衡的重要方式，但當自律神經失調時，強迫自己放鬆可能會適得其反，甚至讓壓力加倍。

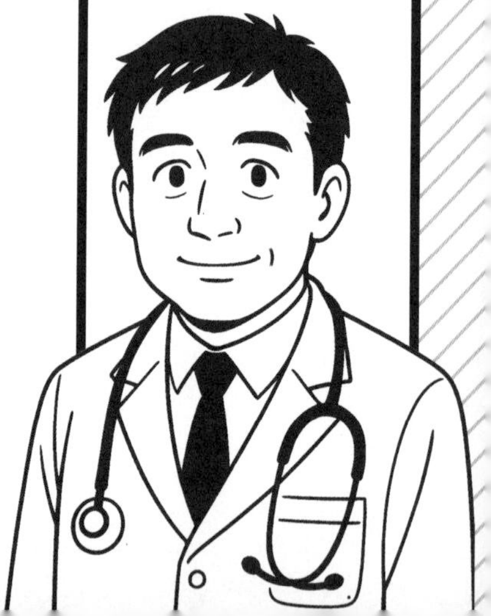

自律神經與放鬆的關聯

自律神經系統由交感神經和副交感神經組成，這兩個系統就像「加速器」和「煞車器」，調節著我們的身體狀態。

交感神經負責在壓力或緊急情況下讓我們保持警覺、心跳加快、血壓升高；而副交感神經則幫助我們在放鬆時心跳變慢、呼吸平穩，使身體進入休息和修復狀態。

當自律神經失調時，兩個系統之間的協調變得不穩定，如果在這種情況下「逼自己放鬆」，心中不斷告訴自己「我必須放鬆下來」，反而會讓交感神經進一步活躍，因為你給自己施加了更多壓力，這會導致一種惡性循環——

愈想放鬆，卻愈感到焦慮，結果離真正的放鬆更遠。

為什麼逼自己放鬆反而無法放鬆？

放鬆，應該是一個自然的過程，通常由副交感神經主導，讓身體自然而然進入休息狀態。當你試圖用意志力來強迫自己放鬆的時候，交感神經會感受到你內心的焦慮和壓力，反而會讓身體更加緊繃。

這就像你不斷提醒自己「不能緊張」，結果反而讓自己愈來愈緊張，因為你的專注點還是放在焦慮上，無法讓副交感神經正常啟動。

好比你在睡覺前不斷告訴自己「一定要睡著」，結果腦袋愈轉愈快，反而無法入睡。放鬆也是同樣的道理——愈是強迫自己「必須放鬆」，身體和大腦就愈是感到壓力，愈難達到真正的放鬆。

放鬆是自然的過程，而非強迫的結果

真正的放鬆是自發且自然的過程，無法靠強迫實現。

當自律神經失調時，身體需要的是溫和引導和時間來恢復平衡，而不是強硬地命令自己立刻放鬆。透過簡單的深呼吸、專注於當下的活動，或者進行一些不帶壓力的輕度活動，能夠慢慢幫助副交感神經啟動放鬆機制，讓身體逐漸進入恢復狀態。

強迫自己放鬆其實就是一種無形的壓力源，特別是在自律神經失調的情況下，這樣做只會讓交感神經更亢奮，進一步加劇焦慮和緊張，當你不再強求自己放鬆，反而會更容易找到真正的平靜。

要避免的行為③

不要堅持固有作息

當我們的健康陷入困境，身體感到疲憊或不適時，很多人會選擇堅持過去的作息模式，認為只要維持一貫的規律，身體就能逐漸恢復正常。

然而，當自律神經失調時，過度堅持固有作息，無論是在時間上還是行為上，都可能讓情況變得更糟。

自律神經與作息的聯繫

自律神經是我們身體內的「自動駕駛系統」，負責調節睡眠、清醒、消化等不受意識控制的生理功能。

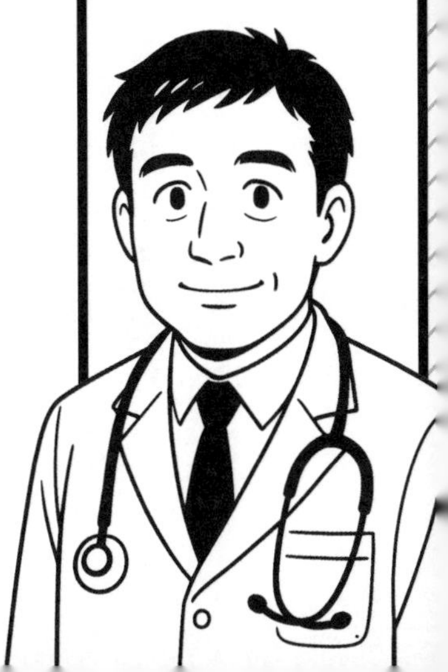

在正常的情況之下，身體會根據每天的作息節律，自動調整該進行的活動，例如，白天交感神經主導，讓我們有活力應對工作；而夜晚副交感神經接手，幫助我們休息並恢復。然而，當自律神經失調時，這樣的節奏就會被打亂，讓身體難以根據作息自我調整——簡而言之，就是生理時鐘被打亂了。

如果你在這種失調狀態下，強迫自己按照原來的模式去生活，可能會進一步加重自律神經的負擔，這是因為身體在失調時，需要額外的調整和休息來修復平衡；但過度堅持既有模式，只會讓交感神經持續處於過度活躍狀態，並因為接收到壓力訊號而無法有效切換到副交感神經的頻道來進行修復。

為什麼堅持固有作息會讓問題更嚴重？

當自律神經失調時，身體的運作規律已經被打亂，這意味著身體的需求也在改變。堅持按照過去的作息生活，只會造成身體感覺有負擔。譬如：如果你本來有非常緊湊的日常安排，但失調的你需要放鬆和休息，卻仍強迫自己維持這樣的高壓狀態，自我調節系統就無法有效工作，導致交感神經一直「超負荷」運轉，最終加劇疲勞感。

當開車發現引擎有點過熱的時候，應該暫時先減速，甚至停車來讓引擎冷卻。如果你還堅持以原來的速度行駛，認為只要「按部就班」引擎就會恢復正常，反而會讓引擎承受更大的壓力，最終導致損壞。同理，當自律神經已經失調時，身體需要暫時的減速和調整，而不是一味地按原來的計畫前進。

CH 7

真實案例分享

見證奇蹟的時刻

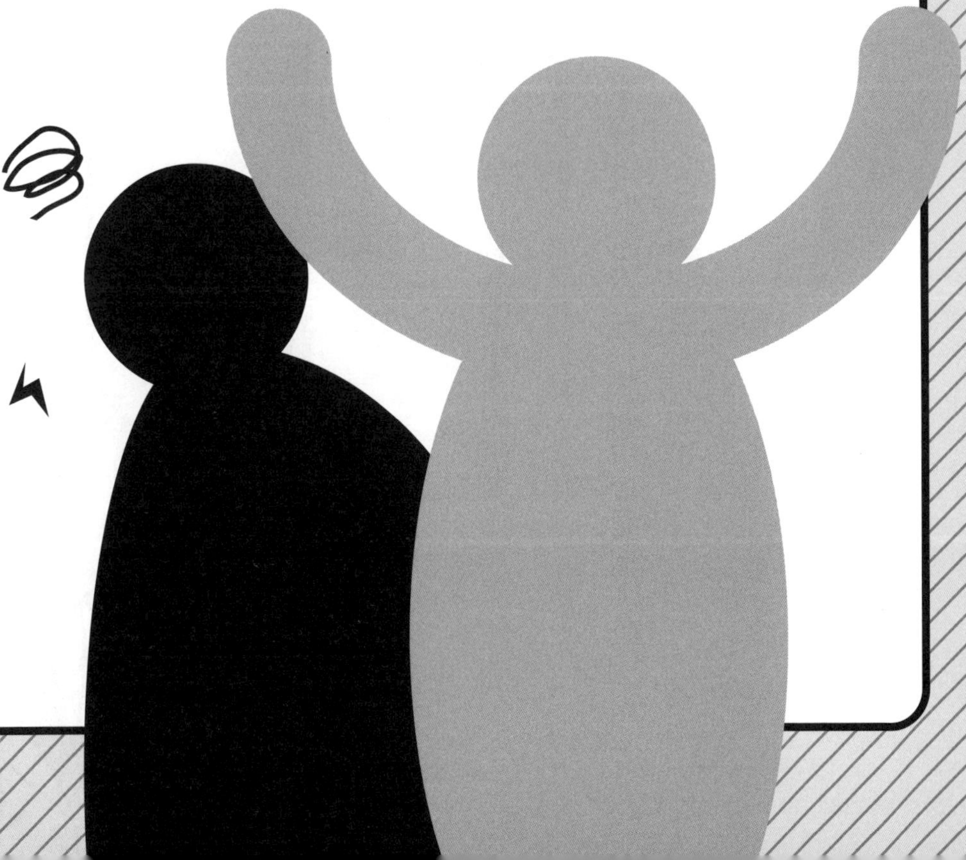

見證醫學的力量，也見證患者的堅韌

在醫療過程中，我經常遇到這樣的情況：患者的症狀看似毫無關聯，身體卻不斷在各處傳遞不適感，從頭痛、心悸，到胃痛、失眠。多次檢查，結果卻顯示「一切正常」。然而，在這種「正常」的表象下，隱藏著患者難以忍受的痛苦與困惑。

當身體的不適無法用傳統醫療檢查來解釋時，自律神經失調往往是那把隱藏的鑰匙。它是一種「隱形病」，看不見摸不著，卻深刻地操縱著身體，讓患者長期忍受身心的折磨。

在本章中，我將分享十個真實的患者案例，這些患者來自不同的年齡層、職業和生活背景，症狀也各不相同。

有些患者長期疲勞無力，有些反覆胃痛、心悸、失眠，甚至有些人一度失去對生活的希望。而他們之間有一個共同點：自律神經失調。

透過量身定制的個人化治療計畫，每位患者都逐漸走上康復之路，每一則真實案例背後，不僅

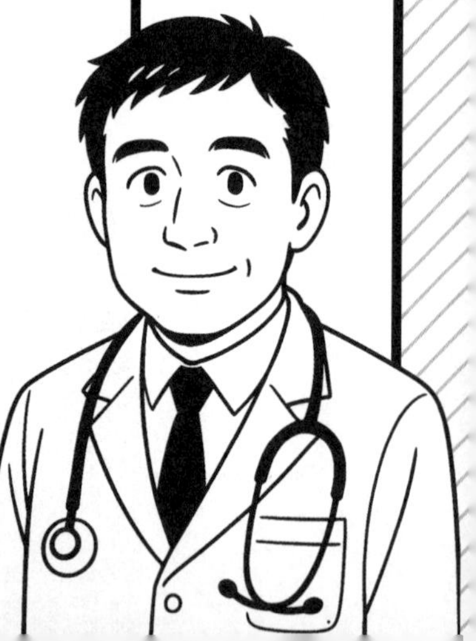

僅是病痛，更是一段掙扎、迷茫與希望交織的歷程。他們的故事，可能會讓你聯想到自己或正在經歷相似痛苦的親友，這些故事見證醫學的力量，也見證了患者的堅韌。

希望透過這些故事，能使你了解，即便眼前症狀看似難以捉摸，仍然有康復的可能，正確的治療可以幫助你重新掌握生活的主導權。

或許你也正在經歷類似的困擾，或許你仍在尋找答案，為什麼身體明明經過多次檢查，卻依然找不到病因？而我希望你能在本書、在這些案例中找到共鳴，理解自律神經失調並非無法治癒，也並非只有你在孤軍奮戰。

接下來，讓我們進入這十個見證奇蹟的故事，或許在他們的經歷中，你也會找到自己的答案。

真實重生案例①

喘不過氣到對社交恐懼

三十五歲的張小姐，工作繁忙，家庭生活穩定，過去的她是個積極向上、總能找到解決問題方法的人，然而，半年前一場變故徹底打亂她的生活節奏。

她開始出現莫名的**窒息感**，每當稍微加快腳步或準備進入會議，胸口就會像被無形的大石壓住，彷彿整個呼吸系統都罷工。「**無法吸飽空氣**，愈是努力吸氣，空氣離我好遠。」喘不過氣的感覺讓她在開會時常不得不藉故離開會議室，到外面透透氣。

張小姐的日常生活開始被這種窒息感牢牢控制，再也無法愉快地去散步或運動，連簡單的爬樓梯都變成一種挑戰。慢慢地，她開始選擇**避開人群**，因為只要在人多的地方，她更覺得自己的呼吸隨時可能停止，這樣的窘境讓她愈加封閉，漸漸疏遠朋友，也開始拒絕參加社交活動，連家人也看不明白，明明檢查結果一切正常，為什麼她的身心狀況卻不斷惡化？

不僅工作受到影響，張小姐的家庭生活也在這段時間陷入困境，丈夫一開始還會耐心聽她講述**胸悶**的困擾，但隨著檢查結果一次次顯示「一切正常」，他也漸漸失去耐心，甚至開始懷疑張小姐是否過度敏感，「可能是妳太緊張了吧？放輕鬆點就好了！」這些話在家中愈來愈常聽到。

她漸漸**感覺到被孤立**，無論是工作上的同事還是家中的丈夫，都對她的情況不再像最初那樣關心，也無法再向任何人訴苦，因為每次一提到這些症狀，得到的回應總是「妳想太多」。張小姐的**壓力**愈積愈深，不僅無法呼吸自如，**連心情也像罩上了一層沉重的霧霾**。

朋友們漸漸遠離她，曾經喜歡與她一起聚會的朋友們，如今也因為她常常臨時取消邀約而漸行漸遠。張小姐的社交圈逐漸縮小，甚至一度被所有朋友拋下，不再被邀請參加聚會。張小姐到後來連家族的節日聚餐都不去了，**生活像是被掐住喉嚨，變得單調又灰暗**。

為了找出原因，張小姐踏上漫長的求醫之路。她先後前往多家大醫院，接受無數次檢查，心電圖、胸部X光、肺功能測試……但每一項檢查數值都指向同一個結果：一切正常。

醫生們開始懷疑她的症狀是由焦慮所引發，建議她放鬆心情、增加休息時間，甚至有人直接告訴她：「可能只是妳的心理作用，不要想太多。」

這樣的結果只是讓她一次次地陷入更深的困惑與無助中，她懷疑自己是否真的只是太過緊張，甚至考慮過去看心理醫生。但無論如何努力，那如影隨形的窒息感從未離開，每次身體不適，她總會感到自己被遺棄在醫療系統的角落，無人能真正了解她的痛苦。

/ / / / /

在朋友的推薦下，張小姐來到我的診所，這是她求醫路上最後一次嘗試。雖滿心懷疑，但仍抱著最後一絲希望。

經過我們的仔細評估，發現她的症狀源自於自律神經失調，特別是交感神經過度活躍，導致呼吸系統長期處於壓力模式。這種情況無法單純透過傳統醫療檢測發現，卻正是造成她窒息感的根本原因。

經過治療，張小姐的呼吸逐漸恢復正常，也逐漸擺脫窒息感，她重新找回失落已久的自信與自由。最讓她感動的是，曾經放棄與她溝通的家人和朋友，慢慢地看見她的轉變，並再次伸出關懷援手，她不再因為呼吸困難而恐懼走入會議室，也不再害怕參加家庭聚會。

她告訴我：「重新自由呼吸的那一刻，我知道自己終於可以放下那些壓在心頭的重擔了，這真的是一種重生的感覺。」

真實重生案例②

重新學睡覺

林先生，一位四十歲的中小企業老闆，常年忙於工作，操持公司上下大小事務。然而，從三年前開始，睡眠問題便一直困擾著他的生活，並且逐漸演變成他日常生活的最大痛苦。

起初，林先生只是在一些忙碌的日子裡輾轉難眠，感覺壓力過大導致睡不著。隨著時間推移，他發現自己每晚都無法進入深層睡眠，往往需要兩、三個小時才能勉強睡著，即便睡著了，也容易在半夜醒來，再次陷入無法入眠的掙扎。那些夜晚，林先生看著天花板，心裡明白自己明天還有無數工作要處理，但腦袋卻無法關機，心跳加速，感覺像是失去掌控睡眠的能力。

失眠狀態不僅讓他白天精神不濟，也影響他的工作效率和決策能力，每次有重要的會議或決策，林先生總是感覺頭腦不清楚，而且時常心不在焉。「我覺得自己像是在一個無盡的迷霧中掙扎，白天勉強支撐，晚上卻找不到休息的出口。」林先生這樣形容自己過去三年的感受。

除了工作之外，林先生的家庭生活也深受失眠的影響，由於晚上無法好好睡覺，白天他總是**脾氣暴躁**、**容易煩躁**，對家人的態度愈來愈**冷漠**，太太幾次試圖與他溝通，卻被他煩躁的態度拒之門外，**夫妻關係逐漸疏離**，家庭氛圍也變得愈來愈緊張。晚上睡不著的時候，林先生甚至會一個人獨自坐在客廳發呆，這種**孤獨感**讓他心情愈發沉重。

「每當看到太太疲憊不堪地照顧孩子，而我卻一點忙都幫不上時，我的內心充滿**罪惡感**。」林先生坦言，失眠讓他不僅失去休息的能力，還逐漸失去了與家人之間的緊密聯繫。

為了解決失眠問題，林先生曾多次尋求醫療幫助。他去了多家醫院，做了無數次睡眠檢查，甚至嘗試市面上幾乎所有的助眠藥物和各種民間偏方。然而，這些方法或者無效，或者效果短暫，且一旦停藥，他的失眠便會再次捲土重來，甚至比之前更加嚴重。

有些醫生告訴他：「你可能只是壓力大，放鬆心情，睡眠自然會恢復。」但這些建議對他並沒有幫助，他的情況反而愈來愈糟，也嘗試過調整工作節奏，甚至考慮提早退休，然而即使放長假，在假期中，失眠的陰影依然揮之不去。

「我不知道該怎麼辦了，甚至有時我覺得，自己再也不會正常睡覺了。」他回憶起那段灰暗的日子時，眼中依然流露出無奈與困惑。

／／／／／

林先生最終在朋友的推薦下來到我的診所，當時的他已經對醫療體系不抱太大希望，只是抱著試試看的心態。

經過詳細診斷，我發現他長期的失眠並不單純是因為壓力過大，而是源於自律神經的失調，交感神經過度活躍，使身體長期處於高度緊張狀態，無法放鬆進入深層睡眠。

我們為林先生量身制定了一套針對自律神經調節的療程，包括藥物治療、規律的放鬆訓練和生活習慣的調整。

在治療過程中，成效雖然不是一蹴而就，但林先生的失眠狀況逐漸好轉，開始可以連續睡五、六個小時，偶爾甚至能一覺到天亮，這樣的進步讓他重燃對生活的信心。

經過數月的治療，林先生的失眠狀況已大大改善，生活品質也得到顯著提升，開始能夠規律地進入睡眠，不再為每晚輾轉反側而煩惱。「現在晚上我終於可以安穩地睡覺，醒來後感覺整個人精神煥發，這種感覺太久沒體會過了。」更重要的是，林先生的脾氣也隨著睡眠的改善變得穩定，與家人的關係逐漸修復，也能在工作中更加自如地應對挑戰。

真實重生案例③

胃食道逆流，讓每一口飯都變成煎熬

王小姐是一位三十歲的廣告業務專員，工作充滿壓力，生活節奏也非常緊湊。然而，令她困擾多年的，並不是她忙碌的職場，而是她的胃痛。這並不是一、兩次的偶然不適，而是長期困擾著她的反覆胃痛，讓她在每次進食時都感到如同走鋼索一般。

王小姐的胃痛最初只是偶爾發作，吃完特別辛辣或油膩的食物後，會感到胃部有灼熱感。原本以為只是飲食不當引起的胃不舒服，並沒有太在意，但隨著時間推移，這種灼熱感變得愈來愈頻繁，甚至在吃了一些平常無害的食物後，也會感到噁心和胃部灼痛。

「每次吃完東西，感覺胃裡像有火在燒，食物彷彿卡在胸口下不去。」王小姐這樣描述她的症狀。漸漸地，不適感不再僅限於進食後出現，甚至會在早晨空腹時突然發作，讓她開始恐懼吃飯，甚至影響她的工作狀態和社交生活。

王小姐最終決定就醫，並且在幾家醫院做了多次檢查，包括胃鏡、腹部X光和血液檢查，結果顯示她有輕微的胃食道逆流和一點胃潰瘍，醫生建議她吃胃藥、改善飲食習慣。然而，即使她遵照醫囑調整了飲食，並按時服用藥物，但胃痛和胃灼熱的問題依然反覆發作。

「一開始吃藥有效，但過了幾週後，症狀又回來了。」她回憶道。這種反覆的狀況讓她感到非常沮喪，尤其是在工作忙碌的時候，胃痛似乎更頻繁，每次吃飯不再令人愉悅，而是變成負擔，幾乎失去對食物的興趣。

這種無法徹底根治的狀態，讓她開始懷疑自己是不是還有其他潛在的健康問題，甚至擔心自己會不會得了更嚴重的病。當她多次前往急診，檢查結果卻總是顯示「一切正常」或「輕微發炎」，卻也都不能緩解她的焦慮和疼痛。

為了解決持續的胃痛問題，王小姐求助於不同的醫生，她嘗試過各種胃藥，也配合過多位醫師的建議，包括改變飲食、避免辛辣食物、定時定量吃飯，但症狀始終反覆出現。某些醫師告訴她，這可能是由壓力引起的，但她並不相信壓力可以這樣具體地反映在胃痛上。

「我開始懷疑是不是心理作用？可是真的不是啊，每次發作的時候，感覺胃裡像有石頭在壓，食道灼痛到想吐，這麼強烈的感覺怎麼會只是心理問題？」王小姐心中充滿疑惑和無助。

當胃痛無法忽視時，她不得不推掉一些社交活動，甚至影響到工作，因為經常需要抽時間去醫院檢查。「我總是覺得自己的狀況比檢查結果還嚴重，但找不到答案讓我覺得自己像個假病人。」

////

王小姐開始瘋狂的上網找各種可能性，最終來到了我們的診所。經過詳細的自律神經測試和病史分析，我們發現，她的胃痛並不僅僅是單純的胃食道逆流問題，而是自律神經失調導致的內臟功能紊亂。由於她交感神經長期過度活躍，副交感神經無法正常工作，使她的胃腸功能無法協調，從而引發這些反覆的胃痛與灼熱感。

我們針對她的具體情況，為她制定了一套包括藥物、飲食調整和放鬆療法的綜合治療方案。經過一段時間的治療，王小姐的胃痛次數逐漸減少，食道灼熱的情況也明顯緩解，最重要的是，她不再像以前那樣害怕進食，胃部的不適感終於不再主宰她的生活。

幾個月後，王小姐終於感受到久違的輕鬆。現在，她可以安心進食，偶爾與朋友聚餐也不再擔心胃部不適會突然發作。在回憶那段艱難的日子時，她不禁感慨道：「終於不用再擔心吃下一口飯會讓我胃痛得無法工作，這種自由的感覺實在太好了。」雖然現在偶爾她還是會感受到輕微的不適，但讓她痛不欲生的灼熱感已成為過去。現在的她，可以自在地選擇自己喜愛的食物，重新享受與家人朋友的用餐時光。

「能重新感受到食物的美好，是我曾經不敢想像的。」王小姐微笑著說。

真實重生案例④

產後異常的全身性疼痛，讓我成為0分媽媽

林小姐是一位新手媽媽，年齡二十八歲，孩子出生才三個月，應該是享受人生新階段的時刻，但她的生活卻因為持續的身體疼痛變得難以承受。

自從生產後，林小姐的身體就像進入一個無法自我調整的狀態：全身疼痛、關節僵硬、肩頸痠痛、背部持續不適；甚至還伴隨著頭痛、臉部麻木，偶爾還會感到心悸和呼吸急促。

「我連抱孩子都很困難，手腕一用力就會痛到無法支撐。晚上也睡不好，不是因為孩子哭，而是因為我整個人疼得睡不著。」林小姐沮喪地說。疼痛遍佈她的全身，讓她感覺自己像是被掏空，無力應對這些不適，更遑論照顧新生兒。

林小姐的情況並不罕見，很多新手媽媽在產後都會經歷不同程度的身體不適，但她的疼痛程度遠遠超出了正常的產後疲勞範疇。

她經常感到自己被困在疼痛的牢籠裡，每天醒來都要忍受不同部位的痛楚，讓她在喜獲新生命的喜悅中，無法享受做母親的快樂。產後的疼痛使林小姐多次求助於不同的醫院和專科醫師，她一開始以為這只是產後症狀，於是去婦產科復診，結果一切正常；接著又去骨科檢查，結果顯示她的關節和骨骼並沒有問題，甚至還去看了神經內科，醫生懷疑是神經壓迫引起的疼痛，卻在進行了一系列的影像檢查後，得到了「並無異常」的診斷。

「每次檢查完，醫生都告訴我沒事，這讓我更加沮喪。明明我每天痛得無法正常生活，為什麼找不到原因？」林小姐說道。反覆無果的檢查讓她陷入極大的困惑和焦慮，她開始懷疑自己是不是得了什麼看不見的病，甚至懷疑是不是心理作用。她的丈夫也不再能夠理解她，甚至建議她不要再去看醫生，認為這些症狀是因為她對健康過度焦慮而引起的。

所有的「結果正常」與不理解讓林小姐更加無助，原本就因身體的疼痛難以承受，再加上**照顧新生兒的巨大壓力**，她的**情緒瀕臨崩潰**。「我開始覺得自己是個糟糕的媽媽，因為我無法全心全意照顧孩子。孩子哭的時候，我連起床抱他的力氣都沒有。」這種雙重壓力讓她日益焦慮，不僅身體疼痛加劇，情緒也陷入低谷。

在反覆的檢查和挫折後，林小姐原本都要放棄了，心想：「這輩子就這樣吧，就靠止痛藥維生吧！」沒想到某次去大賣場採買日常用品時，意外地發現我們診所，也終於找到了自律神經失調的答案。

經過詳細的諮詢與自律神經檢測，我們發現她的身體在產後出現劇烈變化，特別是荷爾蒙系統的劇烈波動，可能導致她的自律神經系統失衡，進而引發全身性的疼痛，這不是她的身體器官出了問題，而是自律神經無法正常調節身體的各項機能，導致疼痛和其他不適的症狀。

自律神經失調的特點之一，就是症狀多樣化，且無法用單一的檢查結果解釋。林小姐的全身性疼痛，正是自律神經系統失調的典型表現之一，特別是產後的身體經歷了極大的變化，交感神經和副交感神經無法達到平衡，讓她的身體進入一種「過度緊張」的狀態，導致疼痛不斷累積。

在了解了林小姐的情況後，我們為她量身制定了一套綜合治療計畫，針對自律神經失調的根本問題進行治療，包括藥物調節和針對性的物理治療。隨著時間的推移，林小姐的疼痛逐漸減輕，開始能夠正常照顧孩子，甚至能重新參與家庭活動。

「疼痛終於不再像以前那麼強烈了，最重要的是，我可以抱起我的寶寶，這是最開心的事。」

林小姐微笑著說道。現在的她，雖然偶爾還會有輕微不適，但這與當初的痛苦相比，已經是天壤之別，她重拾作為母親的喜悅，也能夠更加積極地面對未來的生活。

真實重生案例⑤

退休卻無法享受生活

張先生，今年六十七歲，剛剛從一份經營多年的小事業退休，原以為退休後能享受應得的閒暇：旅行、與家人相處以及實現許多長久以來的夢想，然而，事情並不如他想像中的順利。

退休的第一週開始，張先生便感覺到一種莫名的**疲倦**和**無力感**，這種感覺日益嚴重，甚至影響到他的正常生活。

「以前每天都很忙，事情總是排得滿滿的，現在一閒下來，反而感覺整個人都散架了，做什麼都提不起勁。」張先生描述道。他常常覺得渾身無力，像是被生活掏空了一樣，**連簡單的家務事都顯得力不從心**。

更讓他苦惱的是**失眠**，張先生原本是一個睡眠良好的人，未曾為了睡眠煩惱過，但退休後，晚上輾轉難眠，總是到半夜還睡不著，或是入睡後也常因為小事醒來。

「我的心跳有時候會很快，尤其是夜裡醒來後，感覺胸口悶得不行。」他回憶道，這種感覺讓他愈來愈焦慮，甚至開始懷疑自己是否得了某種心臟病或嚴重的慢性病。

由於失眠加上持續的無力感，張先生開始頻繁地到各大醫院檢查。他做了各種心臟檢查，包括心電圖、超音波，甚至做了心導管檢查，結果顯示他的心臟並無異常。他還檢查了內分泌、腎臟功能，所有結果都顯示正常，這讓他更加困惑和無助。

「醫生說一切正常，可是我每天還是感覺很疲倦，夜裡還是會醒來，胸悶讓我覺得自己是不是病得很嚴重。」張先生焦急地說。檢查結果並未找到任何具體問題，但身體的種種不適始終讓他無法安心，還開始懷疑是不是得了什麼「無法檢查出來」的疾病。

這種無法確診的狀態讓張先生的情緒進一步惡化，妻子和孩子都試圖幫助他保持樂觀，但張先生心中那種說不出的不適感，讓他無法真正放鬆。「家人們說我應該是心理問題，但我不覺得自己在心理上有問題，明明是身體一直不對勁啊！」他感嘆道，而且，生活品質也日漸低落。

多次檢查無功而返，讓張先生開始感到絕望，幾經輾轉，在子姪輩的陪同下來到我們的診所。經過詳細問診與自律神經功能檢測，發現張先生的症狀與典型的自律神經失調非常吻合。他的理智退休了，但他的身體還沒有覺察到，因此交感神經跟副交感神經的節奏亂了套，無法及時調節平衡，才導致身體的無力感、心悸與失眠等問題。

「原來這一切都是自律神經出了問題！」張先生終於明白自己長期身體不適不是心理問題，也不是某種無法確診的隱疾，而是退休後作息的劇烈變化，影響了自律神經系統的平衡，從而讓身體出現這些異常反應。

經過診斷之後，我們為張先生制定了一個針對自律神經失調的治療計畫——包括簡單的藥物治療——幫助神經系統平衡，以及日常生活中的作息調整。

除了藥物治療外，我們還建議張先生每天安排一些輕鬆的活動，如簡單的拉伸和呼吸練習，幫助他的副交感神經逐步恢復正常。

「現在我的生活節奏穩定了很多，不再感到那麼疲憊，晚上也能睡個好覺。」張先生逐漸感受到身體的變化，慢慢找回退休生活的輕鬆感。「我現在可以和家人一起去旅行，過去這些年一直忙於工作，這些事情早該做了。」他微笑著說道，臉上終於露出久違的輕鬆表情。

真實重生案例⑥

長期頭痛、耳鳴和頭暈，難受到不想和外界接觸

張女士，今年四十二歲，是一名會計師，平時工作專注且要求細節完美。然而最近幾年，她**頻繁地感到劇烈頭痛**，尤其是在工作壓力大的時候，頭痛彷彿一條沉重的鎖鏈緊緊纏繞著她。最開始，只是偶發的疼痛，每當她工作過度、加班晚了些，頭痛便悄然而至。然而，隨著時間推移，疼痛變得愈來愈頻繁，並且強度加劇。

「有時候頭痛來得那麼快，**好像有什麼東西在我腦袋裡突然緊縮住。**」張女士形容著那種難以忍受的感覺。「而且疼痛的時候，**耳朵裡也總伴隨著嗡嗡聲**，像有蚊子不停地在耳朵旁邊飛，**頭一暈，連站都站不穩。**」

頭痛不僅影響了她的工作，還讓她的生活澈底失去平衡。每當頭痛來襲時，她幾乎**無法專注**，電腦螢幕上的數字令她眼花，厚厚的報表更像是漂浮起來般，頭暈讓她無法專注、**失去判斷力**，稍有不慎便可能犯下重大錯誤。

在家庭中，張女士也漸漸變得無法承擔日常的家庭活動。「以前我下班回家，會陪孩子玩，跟另一半聊聊天。但現在，只要頭痛發作，我就只想關上燈、躺在床上，完全不想和外界有任何接觸。」張女士回憶道，頭痛發作的日子裡，她甚至連小孩的聲音都會感到刺耳，更不用說帶孩子外出活動了。

不僅如此，耳鳴與頭暈經常讓她夜裡無法入睡，耳邊持續的「嗡嗡聲」讓她輾轉反側，連短暫的休息都成為一種奢侈。長期的頭痛與頭暈讓她的情緒波動很大，開始變得易怒，一度懷疑自己是不是罹患腦部疾病。不斷地看醫生、做檢查，但得到的結論總是「一切正常」，讓習慣找出問題根源的她備感無助。

多年來嘗試各種醫療手段後，張女士幾乎放棄治療了。她試過各種頭痛藥物、針灸、物理治療，甚至還去做過腦部的核磁共振檢查，每次的診斷結果總是相似，沒有腫瘤，沒有嚴重的器質性疾病，然而，這種「正常」的結果也沒有解決她的痛苦。

ノノノノノ

在一次場會議中，張女士趁著休息空檔到茶水間吃止痛藥，正巧被她的老客戶撞見，客戶關心她怎麼了，張女士則忍不住道出這些年來的困擾，對方聽完便強烈建議她到診所來看看。看了那麼多年醫生的張女士對於就醫早已不抱希望，而且又要從臺北南下到嘉義，如果又是一次檢查不出來、一切正常怎麼辦？因此她當下就表示婉拒。

可是那位老客戶並不放棄，還持續地勸說張女士，說她也許就是自律神經失調，還說自己家人也有類似情況，雖然不是頭痛，但也是到處看醫生檢查，醫生都說沒事，但他明明就很不舒服。這樣的描述終於讓張女士心動了，原來她不是個案，也有其他人跟她一樣，是檢查半天都檢查不出來的，然後治好了？

幾次治療，張女士的頭暈、頭痛均漸有起色。說起這段經歷，她表示，除了醫師之外她最感激的，就是當初推薦她來診所的那位老客戶了，「她根本就是我的貴人啊！」

雖然偶爾仍會有發作的日子，但與過去相比，頻率降低許多、疼痛程度也大有改善。她也學會如何在發作時，透過呼吸練習來減輕疼痛，並將工作量調節到合理的範圍。

如今，張女士能夠重新投入家庭生活，頭痛不再主宰她的人生。最重要的是，她重新看到生活的美好，不再被不明病因的痛苦困擾。「沒想到，只是因為自律神經失調，我受苦了這麼多年，現在終於能夠過上正常的生活，我再也不用害怕哪天頭又突然痛了。」

真實重生案例⑦

幾乎要毀掉大好青春的腹瀉和頻尿

陳同學是一名二十一歲的大學生，在他人眼裡，他是一個積極向上的年輕人，但只有他自己知道，生活並沒有看起來那麼輕鬆。

他的問題始於高二，開始經常性地感到肚子不舒服，容易拉肚子，明明大家吃的東西都一樣，卻只有他一個人頻繁地腹瀉。「上課上到一半，肚子就開始翻騰，好像有什麼在裡面不停地攪拌一樣。」陳同學回憶道，「有時候明明沒吃什麼不對的東西，但肚子就是會無預警地開始痛，接著就是急著去廁所。」

更讓陳同學感到困擾的是，除了頻繁的拉肚子，他還開始出現頻尿的症狀。上課、吃飯、和朋友出門，陳同學總是得隨時找廁所，讓他感到非常尷尬。

「每次和朋友在外面吃飯，還沒吃到一半，我就得不停地往廁所跑，甚至有人開玩笑說我是不是『腎虧』，那種感覺真的讓我很尷尬、很困擾。」他無法在戶外待太久，因為隨時都可能有突如其來的尿意或者腸胃問題，這讓他的**社交生活逐漸變得封閉而孤立**。

腸胃問題讓陳同學的日常生活變得困難，但更讓他感到無助的是來自**家庭的壓力**。陳同學來自一個傳統家庭，父母對他的期望很高，他經常感受到來自父母對學業的期盼和不容失敗的壓力，每當他向家人表達自己的身體不適時，父母總是認為他是「平常過太好」導致，並不以為意。「他們總是說『年輕人怎麼這麼容易累，撐一撐就過去了』，但其實這不是我能控制的。」

隨著病情反覆，陳同學的**學業也受到很大影響**，長時間的頻繁拉肚子讓他經常**無法專心**聽課，考試時也會因為這些狀況而分心。「有時候明明準備得很好，卻因為考試途中肚子突然不舒服，影響了表現，真的讓人很沮喪。」

為了找出原因，陳同學輾轉去了消化內科、泌尿科，做了各種腸胃檢查，包括胃鏡、腸鏡、尿液檢查等，結果卻都顯示正常。

「醫生跟我說，我的腸子和膀胱都沒問題，這讓我非常困惑，明明我天天都很不舒服，怎麼會查不出任何問題呢？」陳同學開始懷疑，難道真的自己的問題，就像爸媽們說的「自己過太爽、是草莓族」，但身體上的不適又是真實存在的啊！

其實能不能找出原因，陳同學已經不那麼在乎了，他更想知道的是，到底他怎樣能擺脫這種煎熬，他不想要過著不敢出門，或者一出門就要開始找哪裡有廁所的這種生活，真的太折磨了！對他這樣一個陽光大男孩來說，本來很熱衷戶外活動，也是水上運動的好手，但因為抑制不了的腹瀉和頻尿，讓他的生活已經完全天翻地覆。

因為太想擺脫這種痛苦，陳同學一來到我們診所，就非常積極配合。由於他年輕，自律神經的恢復能力較好，在掌握幾個關鍵的治療點後，頻尿和腹瀉很快得到控制，生活品質也明顯提升。

陳同學是以藥物治療為主，讓交感神經不再過度活躍，就不容易導致腸道和膀胱過度敏感；同時，強化副交感神經的作用，讓腸胃蠕動功能夠更加平順，消化吸收力提升，陽光又重新照進他的生活中。隨著治療的進展，陳同學的症狀開始逐漸減少，雖然仍偶爾會有一些不適，但已經能夠正常參加課堂活動和社交場合。「現在我可以不用擔心上課時會突然肚子痛或是頻繁跑廁所，生活終於回到正軌。」陳同學終於可以安心享受學生生活，過去那些時時刻刻糾纏他的困擾消失，他回憶說：「我再也不用害怕在朋友面前丟臉了。」

真實重生案例⑧

口腔乾燥、喉嚨刺痛，進食常要依賴稀飯和湯水

「妳是不是想太多了？根本沒什麼病！」

這是周太太幾乎每天從家人口中聽到的話。她是一位五十五歲的家庭主婦，孩子已經成年，丈夫工作穩定，然而，看似無憂無慮的她，卻在生活中承受著難以形容的痛苦。

每天早上醒來，她感覺喉嚨像被鋼刷刮過，嘴巴乾得幾乎沒有唾液，舌頭也時常感覺疼痛，彷彿嘴裡有什麼東西卡住了。最讓她困擾的，是每次進食都像在接受懲罰，雖然她吞嚥並沒有困難，但長年的喉嚨異物感已經讓她忍不住心生恐懼，每吞入一口食物，都需要鼓起勇氣。

家人對她的抱怨聽得厭煩，丈夫甚至說她是「閒著沒事找麻煩」。兒子則總是冷冷地說：「媽，妳就是自己嚇自己，去散散心就好。」但周太太的痛苦並非憑空想

像，她的乾燥症狀日益加劇，從眼睛、喉嚨到嘴巴，每一個部位似乎都在抗議，讓她**不敢出門聚餐，也避免參加家庭聚會**，因為她害怕吞嚥，也害怕被他人指責。

周太太起初以為自己只是缺水或作息不規律，於是開始喝大量的水，每天喝至少二公升，卻依然無法緩解那種持續的乾燥感。尤其到了晚上，**喉嚨的刺痛讓她無法入睡，甚至有時會感到舌頭麻木，連說話都困難**。她一次又一次去看診，耳鼻喉科醫生說她的檢查結果「一切正常」，甚至建議她可以嘗試一些居家保健法，譬如多喝水、多休息，然而，這些建議對她完全不起作用。

她嘗試去看牙醫，檢查口腔內部的問題，結果也一樣，醫生只能給她開一些口腔潤滑劑，說可能是壓力導致的口腔乾燥症。回家後，周太太依舊不敢吃東西，**時常需要依賴稀飯和湯水來維持生活**，愈來愈沒有元氣。

周太太不僅在家中感到孤獨，連與朋友和家人的社交也變得愈來愈困難。每當家人或朋友約她一起吃飯，她總是婉拒，因為進食對她來說一點也不享受，她沒辦法放鬆地談笑風生，同時把食物送進嘴裡。即便明明沒有吞嚥的困難，但就是忍不住會想：我現在嘴這麼乾，萬一吞不下去，在大家面前吐出來怎麼辦？對擔心出醜的她來說，每一次聚會都是煎熬……

這種無形的痛苦，讓周太太感到自己與家人親友都愈來愈疏遠，周太太也開始自我懷疑，自己是否真的是心理問題。為此，她甚至去看了心理醫生！也幸好她去了，因為正是心理醫生告訴她：「或許妳是自律神經失調了，還是妳要去看看這方面的專家呢？」

經歷了多次無效的診斷和治療後，周太太聽聞自律神經失調可能與她的症狀有關，於是抱著最後一絲希望來到診所，經過詳細的問診和檢查，終於找到了她問題的根源。

自律神經失調會影響身體多個系統的自動調節，尤其是分泌腺體的功能，進而導致口乾、眼乾、皮膚乾燥和呼吸道乾燥等症狀。這是由於副交感神經功能下降，導致液體分泌不足，而交感神經功能過度活躍則會抑制汗腺分泌和皮膚保水功能。因此，治療自律神經失調、找回神經平衡，有助於緩解這些乾燥症狀，以及過度乾燥導致的疼痛。

在診斷出自律神經失調後，我們為周太太量身制定了一個治療計畫，針對她的症狀進行綜合治療，包括藥物調整和生活方式的改善。隨著治療的進展，她的症狀逐漸減輕，最讓她高興的是，終於可以正常進食了！雖然康復的過程並不容易，但周太太逐漸重拾自信，開始重新參與家人的聚會，也不再害怕與家人分享她的感受。

周太太不再被「無形」的痛苦所困擾，終於擺脫了那些無法名狀的乾燥與疼痛。她的家人也開始重新理解她，並願意支持她。對周太太來說，這段康復之路不僅僅是身體的解脫，更是重新找回與家人之間緊密連結的新開始。

真實重生案例⑨

讓人無法正常生活——嚴重經前症候群

三十六歲的林小姐從學生時期起，每月的生理期前一週，總會出現一些異樣的感覺。起初，她只感覺輕微不適，偶爾的疲倦、胸部脹痛和煩躁情緒。但隨著年齡增長，這些不適感變得愈來愈明顯，逐漸干擾她的生活。

生理期來訪的前一週成了一場「內戰」。林小姐常感到**心跳加速，無法集中注意力**，情緒像坐雲霄飛車般起伏不定，會因為一點小事大哭，也感覺**無法控制自己的脾氣**。家人和同事總是無法理解，為何一向溫和的她會在月經來臨前變得如此情緒化。

然而，這還不僅僅是情緒問題，林小姐的身體也在反抗，**每到經前，她的身體就像被掏空，她感到全身乏力，肚子時常脹痛，甚至感到胸悶，整個人彷彿被壓在一塊沉重的石頭下，呼吸都變得困難**，這些症狀讓她幾乎每個月生活都要「缺席」幾天，無論是社交活動還是工作，她總覺得當時的自己無法參與其中。

林小姐開始擔憂，自己似乎患上了某種難以治癒的疾病，為此她去看了婦產科醫生，卻被告知這是典型的經前症候群，屬於女性的常見問題。

「每個女性都會經歷這些症狀。」醫生這樣告訴她，並建議她多休息、調整情緒。然而，這些建議對她來說幾乎不起作用。林小姐感到的痛苦，並非簡單的「情緒問題」，而是深刻的身體反應，讓她無法正常生活。

她嘗試了許多方法，包括運動、飲食調整，甚至服用某些女性專屬的營養補充品，但這些只能稍微緩解症狀，無法澈底解決她的問題。最讓她困惑的是，隨著時間推移，她的症狀變得愈來愈嚴重。甚至在經期過後，也感覺不到輕鬆，彷彿這種不適已經逐漸成為她生活的一部分，無法擺脫，這令她非常無助、恐懼。

////

在一次偶然的搜尋中，林小姐看到我發布於某健康網站上的文章，文中提到了自律神經如何受到荷爾蒙波動的影響，特別是在女性經前期的變化。讓她突然靈光一閃：「會不會我也是這樣？」或許自己的經前症候群，並不僅僅是簡單的荷爾蒙問題，而是自律神經與荷爾蒙的交互作用。

她決定從臺中來到嘉義，嘗試尋求自律神經專業醫療的幫助，經過儀器檢測加上經驗診斷，初步斷定林小姐的經前不適，的確與自律神經失調有很大的關聯。由於經期前荷爾蒙的波動，自律神經系統受到干擾，導致她的情緒失控和身體症狀惡化。

林小姐的治療計畫是綜合性的，包括藥物治療、營養補充和針對自律神經調節的放鬆技術。雖然過程並不一帆風順，但隨著時間的推移，林小姐的症狀逐漸得到控制。她發現，即便療程仍在進行中，尚未完全結束，但她已經不再需要每個月都為即將到來的經期感到焦慮，情緒和身體狀況也得到明顯改善。

林小姐的生活品質重回正軌，揮之不去的痛苦已經成為過去，現在的她終於擺脫了經期前的折磨，不再被情緒和身體症狀所困擾，開始享受完整、正常、規律的生活。

真實重生案例⑩

長期疲勞與專注力消失，人生失去樂趣

四十三歲的劉先生曾是一名工作狂，他的職場生涯一路順風順水，無論是公司的業績，還是升職速度，都讓人刮目相看。雖然他的工作日常充滿挑戰與壓力，但是，這些壓力反而成為敦促他向上成功的動力。然而，從幾年前開始，一些細微的變化悄悄出現。

劉先生開始比往常更容易感覺疲憊，時常在下午的會議中，無論喝再多再濃的咖啡來提神，都感到昏昏欲睡，工作上的效率也逐漸下降。

最初，他並沒有太在意，只當作是生活疲憊和年齡增長的自然現象。他試著增加咖啡的攝取量，早晨多做些運動來提升體力，遺憾的是，這些都未能讓他擺脫那揮之不去的疲倦感。

到了週末，劉先生發現自己失去了過去的那種充沛活力，曾經喜歡的運動和社交

活動，他已無心參與，更多時候只想窩在沙發上，沉默地看著電視發呆。儘管很想重拾往日的活力，但體內彷彿有一股無法抗拒的力量，正在把他拉向疲勞的深淵。

幾個月後，劉先生開始發現自己的工作表現也出現問題。**平常輕鬆應對的專案，現在看來像是無法逾越的高山，他無法集中精神聽取會議中的重點，甚至有時候需要反覆閱讀文件才能掌握其中的意思。**長期的疲勞感和注意力渙散，讓他無法再保持以前的高效工作節奏。

家人和朋友也注意到他的改變，原本愛笑健談的他，逐漸變得**沉默寡言**，情緒變得**暴躁易怒**。妻子曾提醒他去看醫生，但劉先生一再拖延，總認為這只是暫時性的疲勞，等忙過這段時間就好了。

然而，當這種狀態持續將近一年，不見絲毫轉機，甚至變得更嚴重。他的**生活逐漸失去樂趣**，週末和家人出遊也成了勉強為之的事。

在多次嘗試自我調整無果後，劉先生終於決定去醫院檢查，檢查顯示他的身體指標一切正常，甚至他的心臟、血壓、血糖等數值都相當理想。

醫生們建議他減壓、多休息，並開了一些營養補充劑和改善睡眠的藥物，但這些都無法真正解決他長期疲勞的根本問題。

一連串的檢查與治療無果讓劉先生備感挫折，他開始懷疑自己是否真的有問題，或是自己太過焦慮了，甚至一度認為，自己可能真的只是「懶了」或者「老了」，大概是所謂的「中年危機」吧！需要接受現實。

這種**自我懷疑**與**挫折感**讓他更難以集中注意力，工作表現直線下滑，在生活中也失去往日的光彩。

////

一次與朋友聚會中，劉先生偶然聽到老同學提到自律神經失調，他們的症狀非常相似：持續的疲勞、無法專注、情緒低落，甚至有時還伴隨著輕微的頭痛與心悸。

這次的交談，讓劉先生開始意識到，他的問題可能不僅僅是簡單的壓力累積或過勞，而是與自律神經有關。

檢查結果顯示，他長期的疲勞和專注力下降，確實與自律神經失調密切相關，自律神經系統無法有效調節身體的運作，導致他的身體一直處於一種持續疲勞的狀態，這正是他為何無法集中精神並感到精力枯竭的原因。

很快的劉先生開始進行一系列針對自律神經系統的治療，包括調整作息、改善睡眠品質、配合適當的藥物治療和營養補充劑。過程中，劉先生體會到治療需要耐心，恢復並非一朝一夕可以完成。而隨著時間的推移，他的專注力逐漸回升，身體的疲勞感也漸漸減輕。

最終，劉先生不僅在工作上重新找回過去的節奏，也再次體會到生活中久違的樂趣，開始接受家人朋友的邀約，重拾過去喜愛的運動，並且更加珍惜那些曾經因為疲勞而錯失的美好時光。

從絕望中找到希望，康復之路就在前方

故事說完了！這些故事是否讓你覺得似曾相識？是否讓你心有戚戚焉？還是你覺得它們都如此相似？

以旁觀者的角度來看，這些或許只是一連串普通的案例。然而，對每位當事人來說，這並非簡單的情節堆疊，而是真實生活中的痛苦與掙扎。

每一個故事背後，都飽含著無數個無眠的夜晚、焦慮的白晝，甚至是與親友間的誤解。自律神經失調看似隱形，卻深深影響著每個人的身心，將每一天的日常生活變成了艱難的挑戰。這些患者曾經迷茫、困惑，身心備受折磨，然而他們選擇不放棄，並相信自己有康復的可能。

這些故事不是在展示醫學上的奇蹟，而是要告訴你，即使面對再大的困境，只要與醫師密切合作，找到合適的治療方案，自律神經失調可以治癒，每個人都應該相信，無論現在正經歷著什麼樣的痛苦，治癒的希望一直存在。

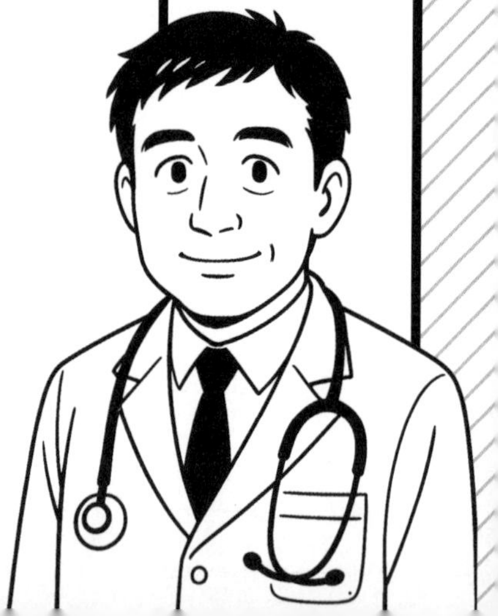

所以，無論你目前處於什麼樣的狀況，千萬不要輕易放棄，對於每一位經歷過這些挑戰的人來說，這不僅僅是他們的故事，更是一段段勇氣與信念的見證，治療的路途或許充滿困難和起伏，但只要不放棄，總有一天會找到通往健康的光明之路。

每一點微小的進步，都代表著希望；每一個康復的故事，都是對所有患者的鼓舞。願你也能從這些真實的故事中汲取力量，相信無論眼前的挑戰有多大，總有一條通往健康的道路在等著你，堅持下去，你一定能找到它。

後記

你的健康，我的使命

郭育祥

在這段旅程的最後，我想再一次強調，我的使命始終如一：「幫助每一位患者擺脫病痛的折磨，重拾健康與希望。」我深知，面對無法解釋的病痛和反覆的挫折，許多患者會感到絕望和無助。但請記住，你並不孤單，寫這本書正是為了陪伴你走過這段充滿挑戰的康復之路。

作為一名醫師，我不僅僅是治療你的症狀，更是陪伴你走向康復的夥伴。我承諾將用我所掌握的知識與經驗，為你提供最有效的治療方案，幫助你走出疾病的陰霾，重新擁抱美好的生活。

正如美國作家梭羅所說：「大多數人都在靜靜度過絕望的生活。」這句話提醒我們，許多人表面上過著正常生活，內心卻深受健康問題困擾。然而，我希望你能打破這種絕望，勇敢追求真正的健康，讓生命重新煥發光彩。

請相信，無論眼前的病痛多麼難以克服，只要不放棄，康復的曙光終將出現。

我與你同行，這不僅是我的責任，更是我不懈追求的使命，你的健康，是我最大的成就。

自律神經的逆轉勝，將成為你健康的新開始。你可能經歷過無數次的挫折與迷惘，對於看不見的病痛感到無力，對於未能確診的結果感到失望。然而，透過了解自律神經的運作與其對健康的深遠影響，你已踏上了重新掌控健康的道路。逆轉失衡的自律神經，不僅是戰勝疾病的關鍵，更是開啟嶄新生活的起點。

每一個小調整，都可能為你的身體帶來巨大的改變，無論是作息的規律、飲食的調整，還是適度的運動與放鬆，這些簡單的改變都將為自律神經系統注入新的活力，帶來長期的健康改善，健康不是一蹴而就的，它需要持續的關注和積極的投入，每一步的努力都將讓你更接近那個充滿活力、無病痛的自己。

希望這本書能成為你健康旅程中的一盞明燈，幫助你在迷茫中找回方向。未來的每一天，都是你調整自律神經、實現健康生活的機會，只要不放棄，改變隨時都會發生，讓我們一起積極面對挑戰，勇敢追求健康，迎接一個充滿能量與希望的新開始。